Genees je innerlijke kind

Maak opnieuw verbinding met vreugde en balans

Christelle Chartier

Samenvatting

Voorwoord

Welkom bij deze intieme en transformatieve reis naar het genezen van je innerlijke kind. Als je dit boek in je handen houdt, komt dat waarschijnlijk omdat je de behoefte voelt, misschien subtiel, misschien intens, om je verleden opnieuw te bekijken en je opnieuw te verbinden met het meest authentieke en kwetsbare deel van jezelf. Wees gerust, je bent niet de enige in deze zoektocht, en dit boek is hier om je stap voor stap te begeleiden.

Stel je eens voor dat je de herinneringen aan je kindertijd opnieuw kunt bekijken, niet met de pijn of het verdriet die je misschien hebt gevoeld, maar met een nieuw perspectief, doordrenkt van medeleven en begrip. Het helen van je innerlijke kind is bovenal een daad van liefde jegens jezelf. Het is het herkennen van de wonden uit het verleden om ze beter te verzachten en je volwassen zelf volledig te laten bloeien.

Ik bied je een reis aan waarbij elke pagina is ontworpen als een vriendelijk gesprek. Samen verkennen we persoonlijke anekdotes, praktische oefeningen en momenten van reflectie waardoor je weer in contact komt met je innerlijke kind. Je hoeft geen expert in psychologie te zijn om dit pad te volgen. Mijn doel is om dit proces zo toegankelijk en boeiend mogelijk te maken, met behoud van de ernst en diepgang die nodig zijn voor echte transformatie.

Je vraagt je misschien af waarom het zo belangrijk is om je innerlijke kind te genezen. Denk eens even aan de pure, onschuldige vreugde die je als kind voelde. Deze vreugde zit altijd in je, ook al is ze soms verborgen onder lagen van pijn en verdediging. Door je innerlijke kind te genezen, sta je jezelf toe deze vreugde te herontdekken, vrijer te leven en dieper lief te hebben.

In dit boek zal ik hulpmiddelen en technieken met u delen die u kunnen helpen uw pijn uit het verleden te verzachten en uw huidige welzijn te versterken. We behandelen thema's als zelfcompassie , vergeving en dankbaarheid. Deze eenvoudige maar krachtige oefeningen zullen je helpen een harmonieuzer en vervullender leven te creëren.

Klaar om aan dit avontuur te beginnen? Open je hart, wees geduldig en zachtaardig voor jezelf, en duik in deze helende reis. Samen zullen we je innerlijke kind wakker maken en de vreugde en balans die in je sluimert loslaten.

Bedankt dat je met mij meedoet aan deze verkenning. Moge dit boek een bron van inspiratie en troost zijn, en moge het u helpen de innerlijke rust en vervulling te vinden die u verdient.

Invoering

De diepte bereiken: een reis naar emotionele gezondheid en geestelijk welzijn

Grijp het idee van het innerlijke kind.

Het innerlijke kind is een subliminaal onderdeel van onze geest dat de gevoelens, herinneringen en gebeurtenissen uit onze jeugd omhult. Het is het deel van ons dat impulsief reageert op omstandigheden, diepe gevoelens koestert, onze keuzes en onze relaties dicteert.

Het innerlijke kind is een psychologisch idee dat suggereert dat een deel van ons onze ervaringen, emoties en herinneringen uit onze kindertijd vasthoudt. Het symboliseert het kind dat we ooit waren met al onze vreugden en angsten, de behoeften die we nooit konden bevredigen, de emoties die we nooit uitten. Dit 'kinderdeel' speelt een rol bij het vormgeven van onze volwassen gedachten, gevoelens en gedragingen. Het kind in ons is daarom springlevend en beheerst veel aspecten van ons leven, ook al zijn we ons daar niet van bewust.

Het innerlijke kind is een weergave van wie we waren toen we de wereld begonnen te ervaren, voelen en waarnemen. Het omvat onze aangeboren nieuwsgierigheid en creativiteit, maar ook onze rauwe, ongefilterde emoties. Het is niet gebonden aan maatschappelijke normen of verwachtingen, maar fungeert eerder als een baken voor ons meest authentieke zelf. Denk eens aan het plezier dat een kind beleeft aan eenvoudige activiteiten zoals het jagen op vlinders of het bouwen van zandkastelen; het is door deze essentie nieuw leven in te blazen dat we de kunst leren van het leven in het huidige moment, wat ons alleen maar kan leiden naar grotere zelfacceptatie en grotere liefde.

Denk eens aan de invloed van ervaringen uit de kindertijd op de emotionele gezondheid op volwassen leeftijd.

Simpel gezegd: wat er in de kindertijd gebeurt, blijft niet in de kindertijd: het vormt de herinneringen van ons innerlijke kind en laat een blijvende emotionele en cognitieve stempel achter die ons als volwassenen beïnvloedt. Als we ons bewust zijn van deze invloeden, kunnen we de controle over onze genezingsreis overnemen door actief met deze ingeprente herinneringen om te gaan, ernaar te streven onopgeloste problemen op te lossen en naar afsluiting te zoeken.

Nieuwe bevindingen uit de emotionele en sociale neurowetenschappen laten zien dat ervaringen uit de kindertijd de onzichtbare draden van de volwassenheid bepalen. De manier waarop je als kind werd behandeld, heeft een enorme impact op je emotionele en relationele aspecten. Zonder opzettelijke inspanningen om deze patronen te corrigeren, loopt u het risico te reflecteren op de manier waarop u bent behandeld in uw eigen zelfzorg en in uw interacties met anderen. Het resultaat is een universeel leren van zelfverraad en mishandeling op alle niveaus van het zijn : lichaam, emotie, geest, ziel; die tijdens de kindertijd werd geïnitieerd en gedurende het hele leven voortdurend werd versterkt.

Het helen van je innerlijke kind kan het gevolg zijn van moeilijke ervaringen op jonge leeftijd. Deze kunnen fysiek of emotioneel zijn en zelfs in de volwassenheid onuitwisbare sporen achterlaten, maar het transformeren van deze hardnekkige denk- en gedragspatronen is mogelijk.

Manieren om het inwendig gewonde kind te genezen.

U kunt vooruitgang boeken in het opnieuw verbinden met uw kind door de in het artikel genoemde strategieën en benaderingen toe te passen. Het genezingsproces van je innerlijke kind gaat door; het levert echter onschatbare voordelen op.

Zorgen voor je innerlijke kind is niet simpelweg een daad van naar binnen kijken, maar een reis naar harmonie en tevredenheid in het leven. Wanneer je dit delicate aspect in jezelf koestert, initieert het de mogelijkheden voor een gezond mentaal welzijn, gezondere verbindingen en een algehele staat van welzijn.

Onze eindeloze zoektocht naar succes en geluk leidt er vaak toe dat we een integraal deel van onszelf verwaarlozen: ons innerlijke kind. Je bent misschien nieuwsgierig hoe je je innerlijke kind kunt genezen. Dit idee, hoewel het over het algemeen wordt genegeerd, vormt het centrale punt op weg naar een evenwichtiger leven en in harmonie met zichzelf.

Definitie en beschrijving van wat het betekent om een innerlijk kind en emotionele littekens te hebben.

De wonden en behoeften van het kind in ons vinden: denk terug aan ervaringen, herinneringen, gevoelens en overtuigingen uit onze kindertijd om ze te identificeren. Er kunnen verschillende technieken worden gebruikt om ons onderbewustzijn en onze emoties aan te boren; onder hen zijn dagboekschrijven, meditatie, therapie of kunst. Overweeg een van deze methoden te gebruiken om verbinding te maken met je innerlijke kind en aan hun behoeften te voldoen.

Het kind in ons is een weerspiegeling van wat we waren in onze jeugd: een pure essentie, onaangetast door de onzuiverheden van de wereld. Het bevat onze dromen, onze passies, onze angsten en alle littekens die we door de jaren heen hebben opgebouwd. Het onderhouden van een gezonde verbinding met dit deel van onszelf kan niet alleen emotioneel of mentaal welzijn teweegbrengen, maar ook spirituele tevredenheid.

Het herkennen van de conflictpatronen en emotionele wonden die resoneren in ons volwassen leven vereist het accepteren van onze eigen geschiedenis en onderdrukte emoties: een handeling die alleen mogelijk is in een veilige ruimte.

Om het emotionele en psychologische welzijn te bevorderen, verwelkom je het idee om contact te maken met je innerlijke kind. Het ontdekken van het kind in jou is gunstig voor je gezondheid en psychologische stabiliteit. Deze daad leidt tot een beter gevoel van eigenwaarde, goede emotionele controle en vrede met zichzelf. Wanneer u genegenheid voor uw eigen kind koestert, kunt u effectiever omgaan met de uitdagingen van het leven en worden gezonde interpersoonlijke relaties bevorderd. Je kunt ook de creativiteit stimuleren, omdat dit kind als bron van inspiratie en innovatie een interessante kijk heeft op zaken die we als volwassenen vaak verwaarlozen.

Het proces van genezing en integratie begint wanneer je liefde en zorg toont voor je innerlijke kind, pijn uit het verleden erkent, naar je innerlijke kind luistert en jezelf betrekt bij activiteiten waardoor je je levend voelt. Dit betekent niet dat je de volwassene die je bent geworden in de steek moet laten , maar dat je harmonie creëert tussen deze twee verschillende versies van jezelf, zonder enig deel van een van beide te verliezen.

Door te ontdekken wie je innerlijke kind is en aan deze reis te beginnen, transformeer je naar de beste versie van jezelf op het pad naar zelfliefde en zelfacceptatie. Het erkennen van het verleden doet pijn, luisteren naar de stem van je innerlijke kind, dat onschuldige, maar wijze wezen in je, en reageren op zijn behoeften, betekent dat je dat authentieke zelf in je volwassen leven integreert. Deze transformationele integratie heeft belangrijke positieve effecten: het voedt je emotionele welzijn en leidt tot een rijker kwaliteitsleven. Het is een expeditie die de moeite waard is, omdat je daardoor jezelf beter leert begrijpen; je bent ook in staat om meer vermogen tot liefde en mededogen te vinden in je relatie met anderen.

Hoofdstuk 1

Het innerlijke kind begrijpen

Definitie en betekenis van het innerlijke kind.

In de kern vertegenwoordigt het innerlijke kind de herinnering aan het kleine individu dat we ooit waren met onze onschuld en onze pijn. Niemand herkent gemakkelijk het kind dat hij was; We vallen allemaal, in verschillende mate, ten prooi aan een verwrongen perceptie die door generaties van tumultueuze ervaringen uit onze kindertijd is doorgegeven. Veel mensen gedragen zich alsof hun innerlijke kind van nature gemeen, manipulatief of infantiel is, en beschouwen het als onbekwaam en onvolwassen. In dit archaïsche paradigma wordt aangenomen dat het kind 'onderwijs' nodig heeft om een moreel eerlijke, goed geïntegreerde en verantwoordelijke volwassene te worden. Deze visie lijkt erg ver van de werkelijkheid en zorgt er alleen maar voor dat we verder van onszelf verwijderd raken.

Het innerlijke kind is een belangrijke partner in de reis naar zelfrealisatie. Het gewonde kind stelt ons in staat boven de pijn uit te stijgen die deel uitmaakt van het leven, terwijl het getalenteerde kind ons verbindt met zijn inherente menselijke capaciteiten en sterke punten.

Het innerlijke kind is een onbewust element van onze geest dat gevoelens, herinneringen en gebeurtenissen uit onze kindertijd omvat. Het is een deel van ons dat instinctief reageert op situaties, diepe emoties ervaart en onze beslissingen dicteert , maar ook onze relaties.

Jeugdige blessures.

De emotionele littekens uit onze vroege jaren kunnen op subtiele manieren lange schaduwen over ons volwassen leven werpen. Verdriet, woede, pijn, enz. Het is niet alleen het volwassen individu dat met deze emoties worstelt, maar vooral het stemloze kind in ons dat om erkenning schreeuwt. De pijn die we nu voelen weerspiegelt de onvervulde behoeften van dit jonge en kwetsbare zelf, dat nog steeds diep in ons wezen leeft, ook al wordt het niet door het bewustzijn herkend.

Het eerste slachtoffer als we de ware bijzonderheden van het kind-zijn ontkennen, is het gewonde kind dat in ieder van ons huist. De volwassene, die van kinds af aan geleerd heeft zijn gevoeligheid en emoties te onderdrukken, vertrapt de delicate gevoelens van dit innerlijke kind. Dit is de reden waarom deze gewonde ziel het uitschreeuwt in de eenzaamheid van een eindeloze woestijn, vergeten en verlaten omdat ze niet met empathie en tederheid wordt herkend. Geconfronteerd met een donderende stilte die weigert zijn waarheid te erkennen, streeft hij ernaar zich te verenigen met zijn ster, zijn oorsprong. Dit verlangen naar een verloren paradijs achtervolgt veel mensen totdat ze tot hun bewustzijn ontwaken; we zijn in wezen geconditioneerd om onszelf te verraden.

Moeilijke ervaringen uit onze kindertijd, of ze nu fysiek, emotioneel of psychologisch zijn, hebben de neiging verweven te raken in de structuur van ons innerlijke wezen. Maar het is inderdaad mogelijk om deze diepgewortelde patronen als volwassenen te overwinnen.

Onthul de oorsprong en evolutie van het innerlijke kind.

Het idee van het innerlijke kind komt voort uit de psychoanalyse en het concept van een man die door verschillende entiteiten wordt bewoond. In zijn werk beschouwt Freud (1923) de vroege kinderjaren als een periode waarin het plezierprincipe en het id de psyche van een individu beheersen. In dit perspectief neemt het Superego de kenmerken van de vaderfiguur over en geeft het, samen met het realiteitsprincipe, in belangrijke mate vorm aan de volwassenheid. Bepaalde gedragingen die indruisen tegen het realiteitsprincipe, zoals spelen of dagdromen, worden gezien als vormen van temporele regressie die verband houden met emoties en attitudes uit de kindertijd, zoals magisch denken of de zoektocht naar avontuur. Het grotere plaatje toont het innerlijke kind met trekjes van kunst, verbeeldingskracht, zelfs rebellie of plezierprincipe, wat aangeeft dat deze kwaliteiten voortkomen uit verschillende werken die in de vroege jaren zijn gemaakt en die bij een volwassene bewaard blijven. Deze visie op het innerlijke kind kan worden gezien als een reeks kwaliteiten die de samenleving doorgaans met kinderen associeert. Maar deze eigenschappen, die het potentieel hebben om onze sociale toestand te veranderen, worden in de wereld van vandaag weinig geaccepteerd door volwassenen die zich laten leiden door het realiteitsprincipe.

Het concept van het innerlijke kind dateert uit de tijd van de Zwitserse psychiater Carl Gustav Jung, toen hij begin twintigste eeuw onderzoek deed naar het archetype van het goddelijke kind, maar het werd pas echt populair in de jaren zestig van de vorige eeuw, dr. Charles Whitfield in de Verenigde Staten. psychoanalyticus Donald Winnicott in Engeland en de psycholoog Alice Miller in Zwitserland: deze drie mensen zijn erin geslaagd dit idee in de psychotherapeutische praktijk op te leggen.

Deel de emoties en behoeften van het kleine kind in jou.

Stel je voor dat je oog in oog staat met je innerlijke kind, luisterend. Luister naar al die behoeften waaraan nooit werd voldaan en naar al die emoties die nooit werden geuit. Op deze manier begin je de relatie met dit deel van jezelf te herstellen door de behoeften ervan te identificeren.

Ons innerlijke kind symboliseert zuiverheid, onschuld en authenticiteit. Het is het hart van onze emoties, in staat om kleine wonderen te waarderen, maar ook verantwoordelijk voor angsten en angsten in geval van letsel. Het koesteren van dit innerlijke kind mag niet als een luxe worden beschouwd; het is essentieel voor het leiden van een vervullend leven. Wanneer we dit deel van onszelf accepteren, verwelkomen we evenwicht in ons leven, wat welzijn en tevredenheid met zich meebrengt.

De vraag die opkomt is: wie zal het gewonde innerlijke kind troosten en genezende woorden spreken? "Je hebt het recht om alle emoties te voelen. Je hebt het recht om veel behoeften te hebben. Je hebt het recht om plezier te hebben en te spelen wanneer je maar wilt. Je hebt het recht om je waarheid te spreken zoals jij die voelt. Je hebt het recht om Wees kwetsbaar. Je hebt het recht om geliefd te worden en lief te hebben zoals je wilt.'

Creëer een rijke en lonende verbinding met je innerlijke kind.

Het concept van het innerlijke kind weerspiegelt onze fundamentele essentie sinds onze kindertijd. Het belichaamt onze dromen, onze passies, onze angsten en onze onopgeloste wonden. Het koesteren van deze relatie in onszelf zou mogelijk een lawine van emotionele en mentale, zelfs spirituele, vervulling kunnen veroorzaken. Twijfel er niet aan: jij bent in staat om je innerlijke kind te genezen in vijf revolutionaire stappen die je leven voorgoed zullen veranderen.

Het ontwikkelen van een sterke, gezonde relatie met je innerlijke kind is een diepgaand transformerende onderneming. Door dit deel van jezelf te voeden, werk je aan het bereiken van een innerlijk evenwicht dat uitstraalt naar alle sferen van je bestaan. Maar onthoud dat het proces van genezing van je innerlijke kind niet alleen over jou hoeft te gaan: het biedt een solide basis voor meer authentieke relaties, meer creativiteit vanuit de bron en welzijn dat in het hart is geworteld. Dit werk is niet egoïstisch; het is fundamenteel.

Het innerlijke kind is een deel van jou, een herinnering aan de kleine mens met al zijn vreugde en verdriet. Het dient ook als een krachtige metafoor voor je basisbehoeften en creatieve vermogens. Het innerlijke kind belichaamt wat levend en teder in je is, het doet een beroep op je ware kinderlijke essentie en roept op tot ontdekking, temmen, genezing en liefde. Het innerlijke kind is niet slechts een hulpmiddel voor persoonlijke ontwikkeling of een therapeutische techniek: de grootste misstap zou zijn om het te behandelen als een geobjectiveerd probleem dat moet worden opgelost of als een gemechaniseerde entiteit die moet worden gerepareerd. In werkelijkheid vertegenwoordigt het kind een essentieel aspect van je wezen. Kindarchetype: Belofte van actualisatie, realisatie van uniek individueel potentieel: je innerlijke kind verlangt naar jouw terugkeer zodat je eigen wedergeboorte kan beginnen.

Indicatoren herkennen van innerlijke pijn in de kindertijd

Het kunnen herkennen van deze symptomen is essentieel voor het helen van het gewonde innerlijke kind in jou; Dit zijn waarschuwingssignalen die uw aandacht trekken. Deze symptomen kunnen zich op verschillende manieren manifesteren: zowel emotioneel als gedragsmatig.

De eerste stap naar herstel is het opmerken van de conflictpatronen en emotionele wonden die nog steeds resoneren in ons volwassen leven. Het spreekt voor zich dat diep duiken in iemands geschiedenis en opgekropte emoties een ruimte vereist waar men zich veilig voelt, waar alleen de echo's met empathie en begrip reageren.

In situaties waarin het innerlijke kind gekwetst wordt, merken we vaak sterke emotionaliteit of extreem gedrag op. Er zijn momenten waarop u merkt dat u buiten proportie reageert op wat de situatie verdient, en dat u impulsieve acties onderneemt die tot veel schade kunnen leiden.

Verschijning	Beschrijving	Waarom het ertoe doet	Hoe je het kunt verkennen
Definitie van het innerlijke kind	Een deel van jezelf dat ervaringen en emoties uit je kindertijd vasthoudt.	Beïnvloedt onze emotionele reacties en gedrag als volwassenen.	Lees boeken over het onderwerp, volg workshops voor persoonlijke ontwikkeling.
Herkenning van kinderwonden	Identificeer negatieve of traumatische ervaringen uit de kindertijd.	Begrijp de oorsprong van bepaalde huidige angsten en onzekerheden.	Houd een dagboek bij om jeugdherinnering en en bijbehorende emoties vast te leggen.
Impact van beperkende overtuigingen	Negatieve overtuigingen gevormd tijdens de kindertijd die het gevoel van eigenwaarde beïnvloeden.	Beperkt ons potentieel en onze persoonlijke ontwikkeling.	Oefen met het nadenken over je overtuigingen en het in twijfel trekken ervan.
Het belang van zelfcompassie	Toon vriendelijkheid voor uzelf en uw ervaringen uit het verleden.	Bevordert emotionele genezing en verbetert het zelfrespect.	Oefen positieve affirmaties en oefeningen voor zelfcompassie .
Rol van positieve herinneringen	Herinnerend aan de gelukkige momenten en successen uit de kindertijd.	Versterkt positieve emoties en zelfwaardering.	Denk na over gelukkige herinneringen en deel ze met dierbaren.

Genezingstechniek en	Praktijken om kinderwonden te verzachten en te genezen.	Helpt negatieve emoties los te laten en een positieve houding te ontwikkelen.	Meditatie, therapie, visualisatie en creatieve activiteiten zoals kunsttherapie.
Communiceer met je innerlijke kind	Dialoog met je innerlijke kind om je behoeften en verlangens beter te begrijpen.	Versterkt de innerlijke verbinding en het zelfinzicht.	Schrijf brieven naar je innerlijke kind of beoefen begeleide meditatie.
Het vestigen van nieuwe overtuigingen	Vervang beperkende overtuigingen door positieve en versterkende overtuigingen .	Bevordert een gezonder en realistischer zelfbeeld.	Identificeer beperkende overtuigingen en herformuleer ze op een positieve manier.
Belang van emotionele veiligheid	Creëer een veilige en zorgzame binnen- en buitenomgeving.	Zorgt ervoor dat het innerlijke kind zich beschermd en geliefd voelt.	Oefen kalmerende activiteiten en omring jezelf met positieve mensen.
Rol van vergeving	Vergeef jezelf en anderen voor pijn uit het verleden.	Laat wrok los en zorgt ervoor dat je vreedzaam verder kunt gaan.	Oefen oefeningen voor vergeving en emotionele ontlading.

Hoofdstuk 2

De impact van kinderblessures

Veelvoorkomende verwondingen bij kinderen en hoe vaak ze voorkomen.

Gegevens over de gerapporteerde letselpercentages onder kinderen en adolescenten worden weergegeven in Tabel 1. Als het gaat om de soorten verwondingen die in deze leeftijdsgroep worden gerapporteerd, zijn hoofdletsel en hersenschudding de meest voorkomende verwondingen (4%), gevolgd door fracturen (4%). 3,2%) en ernstige snijwonden of lekke banden (2,5%). Hoofdletsel komt vooral voor bij jongeren tussen 15 en 17 jaar, en komt vaker voor bij jongens. Aan de andere kant nemen fracturen een belangrijke plaats in in de leeftijdsgroep van 10 tot 14 jaar, vooral onder jongens. Interessant is dat ernstige snijwonden of lekke banden de meest voorkomende verwondingen zijn bij kinderen van 1 tot 4 jaar en vooral voorbehouden zijn aan jongens. Hier vindt u een overzicht van de letselpercentages op basis van leeftijd en geslacht.

De determinanten van verwondingen bij kinderen zijn grotendeels armoede en locatie, naast de leeftijd, het geslacht en de ontwikkelingsfase van het kind. Immigranten zijn economisch achtergesteld en behoren daarom vaker tot de werkende armen. De kortetermijneffecten van verwondingen bij kinderen wijzen op een grote kans op brandwonden bij mensen die te maken hebben met economische onzekerheid of een stressvol leven.

Emotionele verwondingen kunnen ook aan kinderen worden toegebracht wanneer zij zich onbegrepen voelen of situaties niet kunnen begrijpen, wat hun zelfwaardering en zelfvertrouwen aantast. Het is duidelijk dat kinderen geen handleiding bij zich hebben en dat ouders niet onfeilbaar zijn: fouten komen vaak voor. Wat echter van cruciaal belang is, is dat ouders leren hun kind zorgvuldig te observeren, ernaar streven hun behoeften te begrijpen en elke actie te vermijden die hun emotionele welzijn in gevaar zou kunnen brengen. Het is belangrijk dat ouders het gedrag van hun kind nauwlettend in de gaten houden, eventuele afwijkingen identificeren en effectieve communicatiekanalen opzetten. Dit moet gebeuren op basis van een veilige basis: een kindertijd die wordt gekenmerkt door welzijn, vertrouwen en liefde.

Trauma's uit de kindertijd en emotionele littekens vormen onze emotionele kern als volwassenen en vormen de basis voor onze gevoelens. Er kan een analogie worden gemaakt met een plant die in de vroege stadia van zijn ontkieming mishandeld wordt: de effecten van deze mishandeling blijven voor altijd op de plant hangen en manifesteren zich tijdens de groei in de bladeren en wortels.

Kinderwonden zijn verweven in het emotionele weefsel van ons volwassen wezen. Een eenvoudige manier om met deze verwondingen rekening te houden, is door te kijken naar een plant die al vroeg in zijn groei is mishandeld: de gevolgen van deze mishandeling zullen gedurende zijn hele leven op de plant blijven bestaan, van de bladeren tot de wortels.

Inzicht in de langetermijneffecten van verwondingen bij kinderen:

Samenvattend kan worden gezegd dat onbehandeld trauma uit de kindertijd een aanzienlijke impact kan hebben op het volwassen leven. Het is echter mogelijk om van een dergelijk trauma te herstellen en de schadelijke gevolgen ervan te verzachten. Het vinden van hulp bij het omgaan met trauma's die iemand er vaak van hebben weerhouden om van het leven te genieten, vereist deskundige hulp die kan worden vergemakkelijkt door het vermogen van individuen om zowel anderen als zichzelf te ondersteunen, waardoor hun leven en hun welzijn opnieuw worden opgebouwd.

Een intenser trauma kan leiden tot een posttraumatische stressstoornis bij kinderen en volwassenen. Dit kan leiden tot verlies van bewustzijn of geheugen, maar ook tot relatieproblemen en een veranderde perceptie van de werkelijkheid, die allemaal bijdragen aan emotionele problemen.

Het effect van verschillende trauma's is bij volwassenen verschillend; daarom is het moeilijk te voorspellen of te identificeren. Laten we proberen een aantal gedragingen en uitdrukkingen te bekijken die ons kunnen helpen begrijpen of iemand trauma's uit het verleden heeft waar hij mee om moet gaan.

Gevolgen voor het volwassen leven

Op het gebied van 'resultaten' verzwakt de complexiteit niet. Negatieve gevolgen op volwassen leeftijd kunnen zich in verschillende vormen manifesteren: zelfgeweld (verslaving, zelfverminking, enz.), geweld jegens anderen (aanvallen, enz.), obstakels voor professionele en sociale integratie, vermindering van de levensverwachting. Deze repercussies kunnen variëren tussen bevolkingscategorieën op basis van verschillende criteria zoals geslacht, leeftijd, sociale lagen en culturele context, wat het nog problematischer maakt om de specifieke effecten te bepalen van gebeurtenissen die plaatsvinden tijdens de periode van de kindertijd.

Ik waardeer dit bericht enorm, omdat het mij diep raakt. Tijdens mijn jeugd ervoer ik een psychosomatische shock; in mijn adolescentie seksueel misbruik; en op mijn 19e voel ik me bijna verlaten door het leven zelf. Tegenwoordig streef ik er binnen mijn eigen gezin, als moeder van twee kinderen en echtgenote, naar om me bewust te zijn van de impact van deze ervaringen uit het verleden op mijn huidige relaties, zowel emotioneel als seksueel.

Iedereen heeft een uniek verdedigingsmechanisme, diep geworteld in zijn persoonlijkheid. Het werkt automatisch en onbewust, met als doel het individu te ontlasten van innerlijke spanningen en fungeert als een beschermend schild. Het verdedigingsmechanisme dient als een voorbereidende actie voor het individu wanneer het wordt geconfronteerd met ongunstige situaties en stelt hem in staat bepaalde prikkels af te weren die ertoe kunnen leiden dat hij zich overweldigd voelt. Kortom, het verdedigingsmechanisme wordt vergeleken met een schild dat een individu in staat stelt zich voor te bereiden op dergelijke uitdagingen: het fungeert een beetje als een buffer.

De diversiteit aan verdedigingsmechanismen kan worden geïllustreerd aan de hand van talrijke voorbeelden. Denk eens aan een situatie als een conflict met een autoriteitsfiguur: dit lokt verschillende reacties uit, afhankelijk van de wijze waarop ieder individu zich verdedigt. Denk aan de werknemer die zich neerlegt bij het autoritaire gedrag van een baas en vervolgens haar woede richt op iedereen die haar in de weg staat. In dit geval is het niet zozeer de woede die wordt ontweken, maar eerder de conflicterende relatie met het gezag of het onvermogen om tegemoet te komen aan de zorgen van de betrokkenen. Sommigen hebben de neiging om te reageren door buitensporige rationaliteit aan te nemen om te voorkomen dat ze hun emoties erkennen ; deze individuen brengen vakkundig de verschillende standpunten van de betrokken partijen tot uitdrukking, terwijl ze zich losmaken van hun eigen emotionele reacties. In plaats van het risico te lopen hun woede of gevoelens van incompetentie te uiten, nemen sommige mensen in dergelijke scenario's een uiterst beleefde en vriendelijke houding aan. Deze mensen voelen zich vaak verplicht om het tegenovergestelde te laten zien van wat ze in werkelijkheid voelen: hoe bozer ze zijn en hoe vriendelijker ze zichzelf presenteren, hoe meer ze goedkeuring zoeken en hun bescheidenheid moeten laten gelden, wat hen ertoe brengt een gevoel van ongemak te ervaren, vermengd met frustratie. Wanneer zij met conflicten worden geconfronteerd, worden anderen er onmiddellijk toe gebracht zich af te vragen wie verantwoordelijk is; deze beslissing verdeelt in wezen hun wereldbeeld in goed en slecht, waardoor er geen ruimte overblijft voor ambivalentie. Dergelijke relaties resulteren in het idealiseren of haten van het andere individu, en er is vaak een verschuiving van het ene uiterste naar het andere tijdens een klein conflict, aangezien de twee polen niet tegelijkertijd kunnen worden gehandhaafd vanwege het gebrek aan ambivalentie. Bovendien denken sommigen misschien dat alleen de ander boos is en verzinnen ze een heel verhaal over de situatie die zij nu beschouwen als uitsluitend aan de ander toebehorend. Dit gedrag illustreert projectie waarbij we buiten onszelf de ideeën of emoties visualiseren die we weigeren in onszelf te herkennen. Anderen kunnen ervoor kiezen om het bestaan van de conflictsituatie volledig te negeren . Een voorbeeld onder studenten is het negeren van deadlines en doen alsof alles in orde is totdat de realiteit hen treft. Paniek zou een andere manier zijn om ermee om te gaan. Een andere ontwijkingstactiek zou kunnen zijn om de aandacht af te leiden door concrete actie te ondernemen, waarbij elke gedachte aan de verstoring wordt vermeden. Het is alsof alles in orde is, terwijl diep van binnen de chaos wacht om uit te barsten; dit wordt onvermijdelijk als je de realiteit onder ogen ziet. Het uithongeren van frustratie door eten, het verdoven van pijn met alcohol of drugs, jezelf begraven in overmatig werk, of het verdrinken in sport en sociale activiteiten zijn allemaal voorbeelden van gedrag dat een defensief doel kan dienen.

Het woord 'verdediging' suggereert dat je jezelf tegen gevaar beschermt. Over het algemeen hebben we de neiging dit te associëren met internationale conflicten die de adoptie van defensieve tactieken vereisen. Maar wat moeten we diep van binnen verdedigen? We behouden de meest waardevolle aspecten van onszelf: ons gevoel van integriteit, ons gevoel van eigenwaarde en onze positieve perceptie van degenen die dicht bij ons staan. Het blijkt echter dat ons verdedigingsmechanisme zwaar wordt: wat een schild had moeten zijn, verandert in kettingen die ons binden aan een eentonig functioneren binnen een zelfgecreëerde gevangenis. We gebruiken vaak uitdrukkingen die dit concept van een beschermende barrière of een kunstmatig front symboliseren, bijvoorbeeld wanneer mensen zich ver van zichzelf verwijderd voelen of ontevreden zijn over hun relaties vanwege het gebrek aan echte verbinding. Hebt u zich ooit tot impulsieve acties gedreven gevoeld, maar ontdekte u dat u zich er niet mee kon identificeren? Bent u geneigd buitenproportioneel te reageren in situaties die objectief gezien eigenlijk vrij eenvoudig zijn? Merkt u dat uw relaties vaak een soortgelijk patroon volgen of op een onbevredigend einde eindigen?

Het is belangrijk om het bewustzijn over verwondingen in de kindertijd te vergroten, omdat de kindertijd een kritieke periode is voor zelfconstructie: de effecten van elke vorm van geweld tijdens deze periode kunnen tot in de volwassenheid aanhouden en persoonlijke groei belemmeren, tenzij ze worden begrepen en aangepakt.

Alle vormen van geweld zijn schadelijk voor kinderen en jongeren omdat ze hun waardigheid en hun fysieke en psychologische welzijn ondermijnen. Het recht om niet te worden blootgesteld aan enige vorm van geweld is een fundamenteel recht van het kind dat wordt gegarandeerd door de federale grondwet en door het Verdrag van de Verenigde Naties inzake de rechten van het kind.

Trauma uit de kindertijd heeft een grote invloed op de ontwikkeling van onze identiteit, een proces dat zelfbewustzijn en zelfwaardering omvat, en dat ons gedrag en karakter beïnvloedt, evenals ons vermogen om een gezond, sociaal geïntegreerd, emotioneel leven te leiden. Als het ons als individu aan een gevoel van veiligheid of integriteit ontbreekt, belemmert dit dit proces (dat uiteraard grote gevolgen heeft voor verschillende aspecten van onszelf) waarvan we in verschillende situaties afhankelijk zijn om ons te begeleiden.

REPERCUSSIE	BESCHRIJVING	WAAROM HET ERTOE DOET	HOE HET TE REPAREREN
LAAG ZELFBEELD	Gevoelens van niet goed of waardig genoeg zijn.	Heeft een negatieve invloed op het zelfvertrouwen en de kansen in het leven.	Oefen positieve affirmaties, onderga therapie, stel haalbare doelen.
ANGST VOOR VERLATING	Voortdurende angst om alleen gelaten te worden of afgewezen te worden.	Kan leiden tot overmatige gehechtheid of emotioneel afhankelijkheidsgedrag.	Werk aan zelfcompassie , versterk gezonde relaties en neem deel aan steungroepen.
VERTROUWENSPROBLEMEN	Moeilijkheden om anderen of zichzelf te vertrouwen.	Heeft invloed op persoonlijke en professionele relaties.	Oefen open communicatie, stel gezonde grenzen vast en volg cognitieve gedragstherapie.
ANGST EN STRESS	Aanhoudend gevoel van angst of zorgen.	Kan leiden tot geestelijke en lichamelijke gezondheidsproblemen.	Leer ontspanningstechnieken, beoefen meditatie en raadpleeg een professional in de geestelijke gezondheidszorg.
ZELFVERNIETIGEND GEDRAG	Betrokkenheid bij schadelijk gedrag zoals	Heeft een negatieve invloed op de gezondheid en	Zoek gespecialiseerde therapie, oefen zelfzorg en zorg

	verslaving of zelfsabotage .	de kwaliteit van leven.	voor gezonde routines.
RELATIEPROBLEMEN	Problemen met het aangaan of onderhouden van gezonde relaties.	Kan isolatie en frequente conflicten veroorzaken.	Neem deel aan koppel- of groepstherapie, verbeter de communicatie en oefen empathie.
PROBLEMEN MET WOEDEBEHEERSING	Disproportionele of oncontroleerbare boze reacties.	Kan relaties beschadigen en tot gewelddadig gedrag leiden.	Leer technieken voor woedebeheersing , volg groepstherapie en oefen ademhalingsoefeningen.
GEVOEL VAN LEEGTE	Aanhoudend gevoel van gemis of innerlijke leegte.	Kan leiden tot depressie en ongezond comfortzoekend gedrag.	Oefen mindfulness, stel persoonlijke doelen en verken creatieve activiteiten.
PERFECTIONISME	Voortdurende behoefte om perfectie te bereiken en angst om te falen.	Veroorzaakt stress, angst en uitputting.	Werk aan zelfacceptatie, stel realistische verwachtingen en leer mislukkingen te accepteren als een kans op groei.
SOCIALE ONTHOUDING	Vermijden van sociale interacties en	Kan depressie en angst verergeren.	Sluit je aan bij gemeenschapsgroepen, oefen

terugtrekken
uit relaties.

sociale hobby's
en zoek
professionele
ondersteuning.

Hoofdstuk 3

Word je bewust en accepteer

Leer je emotionele littekens kennen; herken ze.

Observeer de symptomen van emotionele schade.

Het is belangrijk om dit proces op gang te brengen door onze emotionele wonden te herkennen en te labelen. Dit kan worden gedaan door middel van zelfreflectie, het bijhouden van een dagboek of het zoeken van professionele hulp. Zodra we begrijpen hoe deze wonden zich in ons leven manifesteren, kunnen we stappen ondernemen om ze aan te pakken zonder ons te laten tegenhouden.

Om dit letsel te identificeren, is het nodig om de patronen van hulpeloosheid te begrijpen die ermee gepaard gaan. Enkele veel voorkomende symptomen zijn een intense angst om alleen of onbemind te worden gelaten, een voortdurende behoefte aan goedkeuring en aandacht, patronen van emotionele afhankelijkheid, een afkeer van intimiteit en een neiging tot zelfopoffering om een relatie in stand te houden , wat de kosten ook zijn. .

Als we naar onszelf kijken, zien we gemakkelijker wanneer oude wonden weer opengaan en welke emoties de situatie teweegbrengt. Om deze gevallen te herkennen, pauzeert u wanneer een onaangename emotie u overkomt, wanneer u zich in een complex scenario bevindt of wanneer u handelt zonder na te denken. Denk aan de woorden van Lise Bourbeau die zei dat alle onaangename ervaringen waarmee we mentaal, emotioneel of fysiek worden geconfronteerd, verband houden met de wonden van onze ziel en een diepere reflectie vereisen.

Ontdek hoe emotionele wonden je leven kunnen beïnvloeden.

Is er ooit een tijd geweest waarin emotionele pijn je ervan weerhield jezelf te waarderen en ten volle van het leven te genieten? Emotionele wonden kunnen ervoor zorgen dat u niet kunt floreren in uw persoonlijke, sociale of professionele relaties. Maar hoe kunnen we onszelf van deze wonden bevrijden en de verbinding met onszelf en anderen herstellen?

Wonden van de ziel of emotionele wonden zijn existentiële wonden , omdat ze voortkomen uit een negatief 'gevoel'. Ze komen voort uit emotionele schokken, uit die stille rimpelingen die de diepste delen van onszelf raken, geboren uit relaties met anderen en die doorgaans hun oorsprong vinden in onze vroege jaren.

Als emotionele wonden steeds opnieuw de kop opsteken, leiden ze tot reflectie op onze reactiemechanismen en de impact die ze hebben op hoe we specifieke situaties waarnemen. Maar dit komt ook omdat we hun zorgzame boodschap nog niet volledig hebben begrepen. Beide boodschappen (positief en negatief) hebben betekenis: het negatieve (de wond) brengt bewustzijn in onze ervaring en de onderliggende redenen; het positieve (de gelegenheid) zal ons helpen het negatieve te overstijgen, verder te kijken dan oppervlakkige realiteiten. De wond is slechts de illusie van een gevaar dat al lang voorbij is.

Emotionele wonden moeten worden geïdentificeerd en geaccepteerd.

Erken de emotionele littekens die aan jouw verhaal verbonden zijn. Het is inderdaad een uitdaging om de aanwezigheid ervan te herkennen, maar deze herkenning markeert de eerste stap naar genezing . Het is essentieel om te begrijpen hoe dit jouw leven stuurt. Houd in gedachten dat je daden, of ze nu deugdzaam of verachtelijk zijn, niet het volledige beeld schetsen van wie je bent. Het opwerpen van barrières is vanzelfsprekend, ja; maar het is net zo essentieel om ze zorgvuldig te onderzoeken, zodat ze onze reis naar herstel niet belemmeren.

De eerste stap naar emotionele intelligentie is het kunnen herkennen en begrijpen van deze wonden. Dit omvat het begrijpen van de denkpatronen, emoties en gedragingen die voortkomen uit deze verwondingen, evenals het herkennen van de ervaringen uit het verleden die daartoe hebben geleid.

Woede is een natuurlijke reactie op dingen die zout in je emotionele wonden wrijven, maar nogmaals, het is net zo belangrijk om ze te vergeven en jezelf te vergeven. Als we begrijpen dat deze mensen ook hun eigen niet-genezen wonden met zich meedragen, kan dit hopelijk voorkomen dat deze pijn blijft toenemen. En hoe doe je dit? Zoek iemand die je kan begeleiden bij het genezen van je emotionele wonden. Of vraag om hulp; Soms moet je gewoon weten dat iemand je steunt om beter te worden.

de controle over ons leven niet vergeten, maar nog belangrijker . Het vereist een complexe metamorfose waarbij we beseffen dat we niet langer dezelfde zullen zijn , omdat genezing geen herstel is, maar een kunstig uitgevoerde hermontage om een nieuw individu te vormen dat sterker en waardevoller is dan voorheen.

Zou het niet geweldig zijn als onze wonden een doel dienden? Wat als ze bedoeld waren om ons naar ons ware potentieel te leiden, ons de keuze te geven om onszelf authentiek te definiëren en verder te kijken dan alle illusies? Wat een prachtig cadeau zou dat zijn!

Bij het presenteren van de wonden van de ziel vind ik het interessant om parallellen te trekken met fysieke wonden. Een snee die onbeheerd achterblijft, woekert; de aanhoudende pijn herinnert ons eraan elke keer dat we het proberen te negeren. Een dergelijk letsel vereist behandeling. Erger nog, als ze onvrijwillig wordt aangeraakt, veroorzaakt dit een huilbui of zelfs agressie. Omgekeerd belooft het behandelen van de wond, het durven onder ogen zien en uiteindelijk verbinden ervan in eerste instantie pijn, maar leidt tot genezing. Het resulterende litteken is slechts een herinnering, het vertoont geen gevoeligheid voor aanraking, maar vertelt eenvoudigweg over een blessure uit het verleden!

Maar vermijd vooral dat u uzelf stigmatiseert met deze wonden, die de neiging hebben om weer naar boven te komen in momenten van tegenspoed; Beperk jezelf niet tot één bepaalde blessure. Laat dit een positieve openbaring zijn: dat deze wonden inderdaad te genezen zijn; Maskers zijn niet eeuwig en we kunnen zonder hen bestaan!

Zelfreflectie oefeningen .

Zelfreflectie is cruciaal voor het verkrijgen van echte zelfkennis. Dit is een oefening die vaak over het hoofd wordt gezien door veel mensen die gewoon genieten van het uitzicht tijdens het fietsen. Het verdiepen in deze vragen kan een grote bijdrage leveren aan diepgaande zelfkennis. Persoonlijk gebruik ik deze techniek om mensen te helpen hun professionele roeping te ontdekken of zich om te scholen, en de effectiviteit ervan hoeft niet langer bewezen te worden! Zoals je zo goed zegt: zelfontdekking is een voortdurend proces; Wacht dus niet langer met het beginnen aan deze introspectieve reis.

FASE	BESCHRIJVING	WAAROM HET ERTOE DOET	HOE HET TOE TE PASSEN
HERKENNING VAN EMOTIES	Identificeer en benoem de gevoelde emoties.	Hiermee kunt u uw reacties en gedrag beter begrijpen.	Houd een emotiedagboek bij en schrijf de emoties op die u elke dag voelt.
HERINNERINGEN VERKENNEN	Ga terug naar jeugdherinneringen en identificeer traumatische momenten.	Helpt de oorsprong van emotionele wonden te begrijpen.	Schrijf over je herinneringen, praat met een therapeut of een vertrouwde vriend.
ACCEPTATIE VAN BLESSURES	Geef toe dat deze ervaringen een impact op je hebben gehad.	Bevordert zelfcompassie en het genezingsproces.	Oefen mindfulness-meditatie, gebruik acceptatiebevestigingen.
ZELFCOMPASSIE	Wees aardig en begripvol voor jezelf.	Vermindert zelfkritiek en verbetert het gevoel van eigenwaarde.	Oefen positieve affirmaties, praat tegen jezelf als een zorgzame vriend.
GEDRAGSPATRONEN OBSERVEREN	Identificeer repetitief gedrag als gevolg van emotioneel letsel.	Hiermee kunt u zich bewust worden van schadelijke gewoonten.	Houd een gedragsdagboek bij, observeer automatische reacties in verschillende situaties.

MINDFULNESS BEOEFENING	Leef in het huidige moment zonder oordeel.	Helpt je los te maken van negatieve gedachten en emoties.	Oefen mindfulness-meditatie, doe ademhalingsoefeningen.
UITDRUKKING VAN EMOTIES	Vind gezonde manieren om je emoties te uiten.	Vermijdt de opeenstapeling van wrok en stress.	Schrijf, teken, praat met een vriend of een therapeut.
ONTWIKKELING VAN ZELFACCEPTATIE	Accepteer alle delen van jezelf, inclusief wonden.	Bevordert innerlijke rust en veerkracht.	Oefen zelfreflectie, gebruik mantra's van acceptatie.
VERGEVING VAN ZICHZELF EN ANDEREN	Het loslaten van wrok jegens uzelf en degenen die de pijn hebben veroorzaakt.	Bevordert emotionele bevrijding en genezing.	Doe vergevingsoefeningen, schrijf vergevingsbrieven (zonder dat je ze hoeft te versturen).
VERANTWOORDELIJKHEID NEMEN	Herken uw aandeel in de verantwoordelijkheid in uw huidige reacties.	empowerment en openheid voor groei.	Denk na over uw reacties en gedrag, en zet u in om te veranderen wat er veranderd kan worden.
TOEWIJDING AAN GENEZING	Neem actief deel aan het emotionele genezingsproces.	Hiermee kunt u vooruitgang boeken in de richting van een staat van	Implementeer een genezingsplan, volg therapieën of workshops voor persoonlijke ontwikkeling.

welzijn   en
innerlijke
vrede.

Hoofdstuk 4

Genezingsproces

Je innerlijke kind genezen: een reis naar zelfontdekking en emotioneel welzijn
Verdiep je in het idee van het innerlijke kind.

Dit idee van het innerlijke kind duikt diep in de psychologie, omdat het het meest onschuldige, spontane en kwetsbare deel van onszelf symboliseert en onze vroegste emotionele ervaringen en jeugdherinneringen omvat, of ze nu vreugdevol of kwetsend zijn, inclusief tijden van pijn en trauma.

Het begrijpen van het idee van het innerlijke kind kan worden beschouwd als een diepgaand en transformerend idee. Dit stelt ons in staat om in deze lang geleden wonden te duiken en mogelijke genezing te zoeken. Door te erkennen dat we een innerlijk kind hebben, te erkennen wat het nodig heeft en door inspanningen te leveren om het te herstellen, openen we de weg naar een rijker leven, maar ook naar gezondere persoonlijke relaties. In dit licht is het concept van het innerlijke kind essentieel voor verdere evolutie.

De onderbewuste component van onze psyche, bekend als het innerlijke kind, vat alle emoties, herinneringen en gebeurtenissen uit onze kindertijd samen. Het is verantwoordelijk voor onze impulsieve reacties op basis van ervaringen uit het verleden , diepe emotionele gevoelens die we misschien niet rationeel begrijpen, maar toch geneigd zijn ernaar te handelen, en besluitvormingsprocessen die onze persoonlijke en professionele relaties gedurende de hele volwassenheid beïnvloeden.

Aan de andere kant, als onze kindertijd gevuld was met trauma, verwaarlozing, verwaarlozing of andere pijnlijke ervaringen, is het zeer waarschijnlijk dat ons innerlijke kind gekwetst en verontrust is. Deze wonden kunnen uit vele bronnen komen, zoals een ongezonde gezinsdynamiek, traumatische incidenten, niet-aflatende maatschappelijke druk, waaronder aanhoudende ongunstige vergelijkingen met anderen; enz. In zo'n geval lijdt ons innerlijke kind.

Dit boek zal je helpen: jeugdtrauma's te herkennen en de impact ervan op je volwassen leven te begrijpen; bevrijd jezelf van pijnlijke ervaringen uit het verleden; triggers voor ongepast gedrag identificeren; voed zelfcompassie en zorg met tederheid voor jezelf door in jezelf een aangeboren bron van inspiratie, levensvreugde en nieuwe innovatieve ideeën op te graven.

Het genezen van kinderwonden is niet alleen een proces; het is een transformerende odyssee die duikt in de afgrond van diepe trauma's en onvervulde verlangens van weleer. Hier zullen we de belangrijkste stappen schetsen om aan deze zoektocht naar genezing te beginnen: een expeditie waarbij zelfcompassie en geduld een rol spelen die niet minder belangrijk is dan zuurstof bij het in stand houden van het leven. Maar hoe kunnen we deze weg gaan inslaan? Het begint met buigen voor de pijn die verborgen ligt in die lang vergeten gangen van het geheugen, en bereid (zelfs stoutmoedig) genoeg zijn om verborgen emoties naar boven te halen. Velen vinden troost in eenvoudige reflectiedaden, zoals het bijhouden van een dagboek, waarbij ze de inkt ongegeneerd laten vloeien alsof emoties verlossing zoeken via woorden op papier; het herkennen van deze emoties staat dan gelijk aan het zetten van een stap voorwaarts op hun genezingsreis. Een effectief tegengif hiervoor is zelfcompassie , een vriendelijkheid en begrip die je net zo vrijelijk naar jezelf uitbreidt als naar een geliefde vriend. Het vergeven van je eigen fouten uit het verleden en het accepteren van kwetsbaarheden als gedeelde aspecten van de menselijke ervaring zijn essentieel. Zelfcompassie bevordert een veilige interne omgeving waarin genezing kan plaatsvinden; Geduld is essentieel omdat het jaren duurt voordat wonden uit de kindertijd zich vormen en genezing ook tijd kost. Er zullen momenten zijn waarop de vooruitgang langzaam lijkt of stagneert en er zich tegenslagen voordoen: in deze tijden is het belangrijk om geduldig en zachtaardig voor jezelf te zijn. Genezing is niet lineair, maar cyclisch. Door dit te erkennen, kunnen individuen het holistisch benaderen via verschillende therapeutische modaliteiten. Innerlijk kindwerk is een veelgebruikte benadering in therapie waarbij mensen worden begeleid door middel van meditaties of visualisaties die hen helpen contact te maken met hun jongere zelf: hierdoor kunnen individuen vanaf het begin op een verrijkende manier tegemoetkomen aan hun onvervulde behoeften en hun opvoeding. Eén manier om dit probleem op te lossen is door directe communicatie met het innerlijke kind tot stand te brengen, door troost en liefde te bieden die hij in zijn vroege jaren misschien niet heeft ontvangen. Een andere effectieve interventie is cognitieve gedragstherapie (CGT), die helpt bij het herkennen en veranderen van negatieve denkpatronen of overtuigingen die zijn ontwikkeld als gevolg van gebeurtenissen uit de kindertijd. Daarnaast staan kunst, muziek en dans bekend als expressieve therapieën die bijdragen aan genezingsprocessen. Deze creatieve modaliteiten helpen individuen emoties te beheersen die misschien moeilijk in woorden uit te drukken zijn; Door te schilderen kun je bijvoorbeeld gevoelens als woede of verdriet ontdekken en loslaten die misschien diep in jezelf verborgen zijn.

De methoden en technieken die in dit artikel worden behandeld, kunnen je helpen de eerste stappen te zetten om weer contact te maken met je innerlijke kind. Het proces van het genezen van je innerlijke kind is een voortdurende reis, maar de voordelen zijn onmetelijk.

Het aanspreken van het gewonde kind in jezelf gaat niet alleen over naar binnen kijken: het gaat ook over het ondernemen van een reis naar harmonie en tevredenheid in het leven. Wanneer je voor dit kwetsbare aspect van jezelf zorgt, verwelkom je positief mentaal welzijn met open armen, wat de weg vrijmaakt voor betere, gezonde relaties en je welzijn bevordert.

Het helen van ons innerlijke kind houdt in dat we onze innerlijke wonden kennen: een taak waarvoor we misschien in onszelf moeten duiken en bittere jeugdherinneringen moeten oproepen. Door deze wonden hartelijk te verwelkomen, zonder enige vorm van kritiek of kleinering, kan de weg worden geopend naar het starten van de behandeling: compassie is de sleutel. Denk ook aan eigenliefde; door deze wonden te herkennen, beginnen we het genezingsproces.

Zelfcompassie is zelfs een essentieel ingrediënt als we een gevoel van vrede of kwetsbaarheid willen vinden als we proberen ouder te worden. Het is heel gemakkelijk om tijdens de reis van het ouderschap heel streng voor jezelf te zijn en jezelf hard te bekritiseren vanwege je fouten. Het beoefenen van zelfcompassie houdt in dat je jezelf dezelfde vriendelijkheid aanbiedt. Dit helpt schuldgevoelens te verminderen; het betekent ook dat je beter met opvoedingsstress om kunt gaan: wat heb je te verliezen? Door zelfcompassie te proberen , kunnen er alleen maar goede dingen uit voortkomen.

Door meer empathie en compassie te bevorderen, tonen ouders kwetsbaarheid en ontwikkelen ze een gevoel van empathie voor hun kinderen, maar ook voor hun medeouders: een begrip dat andere ouders niet ontvangen. Dit empathische ondersteuningsnetwerk creëert een omgeving waarin ouders openlijk kunnen spreken over hun ervaringen, zowel moeilijk als triomfantelijk.

Ouder zijn is niet gemakkelijk, maar het houdt in dat je kwetsbaar bent en emotioneel contact maakt met kinderen om gezonde relaties op te bouwen die gebaseerd zijn op empathie. Wanneer deze kwetsbaarheid verkeerd wordt geïnterpreteerd of slecht wordt beheerd, leidt dit helaas tot veelvoorkomende fouten die het kind en de ouder alleen maar verder schade toebrengen. Dit stuk maakt de balans op van de kwetsbaarheid van ouders. Dit vertelt ons over de mogelijke gevolgen van deze fouten; benadrukt de noodzaak om deze kwetsbaarheid te waarderen en er vakkundig mee om te gaan, zonder in extremen te vervallen zoals buitensporig medelijden of misbruik.

47

Meng uw volwassene en kind binnenshuis.

Zodra de eisen van je innerlijke kind zijn geuit, open je een gesprek tussen je volwassen zelf en dat innerlijke kind. Stel vragen die de kloof tussen deze twee aspecten van jezelf overbruggen: Hoe kan ik tegemoetkomen aan de behoeften van mijn innerlijke kind en toch mijn verantwoordelijkheden als volwassene vervullen? Zoek hulp zowel van binnenuit als van uw externe omgeving: deze dubbele inspanning zal deze voortdurende dialoog helpen voeden.

Nu is het tijd om de opgedane kennis in de praktijk te brengen. Voed de behoeften van je innerlijke kind met liefde en tederheid: zorg ook voor momenten van vreugde en creativiteit die deze kant van jou vervullen. Bedenk dat terwijl u voor het kind in u zorgt, u als volwassene uw rol speelt in de uitdagingen die zich in het dagelijks leven voordoen; beide aspecten vereisen bijzondere aandacht.

Stel je voor dat je voor een jonge versie van jezelf staat die zich openstelt over zijn ongelooflijke verlangens en zijn onderdrukte gevoelens. Zodra je deze behoeften onderkent, begin je bruggen te herbouwen met dit deel van je wezen. Blijf je emotionele zelf voeden door met het innerlijke kind te werken.

De beslissing om je eigen innerlijke kind aan te spreken, doorbreekt de cyclus van niet-geadresseerde gevoelens: deze stap zorgt ervoor dat de plek die jij je thuis noemt omgeven wordt door liefde en begrip; een omgeving die de emotionele ontwikkeling bevordert. Houd rekening met deze reis in jezelf: elke stap, elk gesprek en elke actie telt mee voor genezing en het opbouwen van een mooie toekomst. Wees niet bang om in de diepten van je hart te duiken, het is vanuit deze diepe plekken dat je persoonlijke groei zijn kracht put en bloeit.

Ons innerlijke kind communiceert via de kern van ons wezen, waar vreugde en opwinding samengaan met bezorgdheid, woede of melancholie. Het lijkt misschien onredelijk als volwassenen deze extreme gevoelens ervaren, die het gevolg zijn van ervaringen uit hun kindertijd die worden veroorzaakt door situaties die aan die tijd doen denken. Door zulke emoties genereus toe te geven, kun je ze loslaten en de emotionele stabilitcit herstellen, zonder stil te staan bij een onopgelost verleden.

Uit casestudies blijkt dat omgaan met ons innerlijke kind en het graven in de diepten van onze emotionele kern ons kan leiden naar emotionele vrijheid, een transmutatie van vertrouwen en het leggen van contact met ons ware wezen. We openen de deur naar authentieke en blijvende vervulling als we naar dit deel van ons luisteren.

Fase	Beschrijving	Waarom het ertoe doet	Hoe het toe te passen
Bewustzijn	Herken kinderwonden en trauma's.	Het is de eerste stap op weg naar genezing en stelt ons in staat de oorsprong van bepaalde emoties en gedragingen te begrijpen.	Houd een dagboek bij van jeugdherinneringen, praat met een therapeut of een vertrouwde geliefde.
Validatie van emoties	Accepteer en herken de	Hiermee kunt u uw gevoelens	Oefen mindfulness-

	emoties die het innerlijke kind voelt.	legitimeren en beginnen ze te verwerken.	meditatie, schrijf over je emoties zonder oordeel.
Zelfcompas sie	Wees aardig en begripvol voor jezelf.	Bevordert genezing en vermindert zelfkritiek.	Gebruik positieve affirmaties, praat tegen jezelf als een zorgzame vriend.
Dialoog met het innerlijke kind	Communiceer met uw innerlijke kind om uw behoeften en verlangens te begrijpen.	Versterkt de innerlijke verbinding en helpt bij het identificeren van gebieden die aandacht behoeven.	Schrijf brieven naar je innerlijke kind, doe specifieke geleide meditaties.
Creatieve expressie	Gebruik creatieve manieren om de emoties van het innerlijke kind uit te drukken.	Vergemakkelijkt het loslaten van geblokkeerde emoties en moedigt persoonlijke verkenning aan.	Oefen kunsttherapie, teken, schilder of schrijf verhalen.
Pardon	Het loslaten van wrok jegens uzelf en degenen die pijn hebben veroorzaakt.	Bevordert innerlijke rust en emotionele bevrijding.	Doe vergevingsoefening en, schrijf vergevingsbrieven (zelfs als ze niet worden verzonden).
Constructie van nieuwe overtuiging en	Vervang beperkende overtuigingen door positieve en versterkende overtuigingen .	Draagt bij aan een gezonder zelfbeeld en een beter zelfbeeld.	Identificeer beperkende overtuigingen en herformuleer ze op een positieve manier, gebruik affirmaties.
Emotionele veiligheid	Creëer een veilige en	Zorgt ervoor dat het innerlijke kind	Oefen kalmerende activiteiten, omring

	zorgzame binnen- en buitenomgeving.	zich beschermd en geliefd voelt.	jezelf met positieve en zorgzame mensen.
Dankbaarheid beoefening	Concentreer u op de positieve kanten en zegeningen van het leven.	Verbetert de stemming en versterkt positieve emoties.	Houd een dankbaarheidsdagboek bij en betuig regelmatig dankbaarheid aan anderen.
Herhaling en toewijding	Blijf voortdurend betrokken bij het genezingsproces.	Genezing is een voortdurend proces dat tijd en doorzettingsvermogen vereist.	Integreer genezingspraktijken in de dagelijkse routine, neem deel aan workshops voor persoonlijke ontwikkeling.
Opnieuw verbinding maken met de vreugde van de kindertijd	Herontdek en voed de passies en eenvoudige geneugten van de kindertijd.	Helpt opnieuw contact te maken met positieve emoties en veerkracht op te bouwen.	Oefen activiteiten waar je als kind dol op was, speel en ontdek nieuwe hobby's.

Hoofdstuk 5

Verzoenen met je verleden

Je innerlijke kind herstellen: de kracht onthullen van het omarmen van je verhaal
Duiken in pijnlijke herinneringen

Is niet iedereen wel eens het slachtoffer geweest van een klap voor zijn gevoel van eigenwaarde die blijft hangen als een diepe pijn in het hart? De herinneringen aan deze pijnlijke, slecht ervaren relaties kunnen talrijk zijn, maar is deze onherstelbaar? Of zijn verandering en overwinnen mogelijk?

Wie heeft niet die zeurende pijn van een gekwetst gevoel van eigenwaarde gevoeld die diep in zijn hart blijft hangen vanwege een mislukte relatie uit het verleden? Deze herinneringen kunnen talrijk zijn, maar is alle hoop verloren? Kunnen we deze demonen niet veranderen en verslaan? Matthew en Dennis Linn putten uit hun eigen spirituele en therapeutische reizen om ons een geleidelijk proces te presenteren van het herkennen en vrede sluiten met deze beklijvende herinneringen. Als theologen en psychotherapeuten vergelijken zij dit proces met de stappen van Dr. Kübler-Ross voor de stervenden, waarbij gebed, geloof en hoop in elke stap worden geïntegreerd. Door middel van concrete voorbeelden illustreren ze hoe Gods Woord en Liefde zelfs de donkerste uithoeken van ons geheugen kunnen doordringen, onze gevangen wil kunnen bevrijden en ons vermogen kunnen herstellen om liefde en vergeving te geven en te ontvangen. De auteurs verdiepen zich met plezier in de nieuwste ontwikkelingen op het gebied van de geneeskunde, psychologie en religie en begeleiden individuen op een reis van introspectieve en gebedsvolle verkenning van hun persoonlijke geschiedenis. Het is door deze zachte aanraking van Gods genade dat zij hun wonden kunnen blootleggen, waardoor goddelijke tederheid hen kan genezen, waardoor een diepe verzoening in zichzelf (in zichzelf) en met anderen en met God wordt bevorderd. Op deze manier vinden ze vrede en harmonie in alle aspecten van hun wezen.

Wees je bewust van hoe je verleden je huidige wezen vormt. De inhoud van dit boek zal je helpen de trauma's uit je verleden die in je volwassen leven zijn binnengedrongen te herkennen en hoe je ervan af kunt komen, wat de triggers zijn voor je onaangepaste handelingen, en vervolgens zelfcompassie te vinden en liefde voor jezelf te koesteren. Bovendien zul je dankzij deze zelfverkenning onaangeboorde bronnen in jezelf kunnen ontdekken: bronnen die overlopen van inspiratie, levensvreugde en vernieuwende gedachten.

Het helpt emoties te overstijgen wanneer ze naar boven komen. Het idee is niet om voor emoties weg te rennen, maar om ze te voelen en opnieuw te beleven wanneer ze zich voordoen. Door dit te doen kunnen we onderdrukte emoties uit het verleden identificeren en erop reageren, omdat deze resoneren met onze huidige situatie. Beetje bij beetje helpt deze introspectie ons begrijpen waarom we vandaag de dag reageren zoals we doen.

Hoe u op de daden van uw kinderen reageert, onthult meer over uw verleden dan over hun gedrag. Je reacties worden gevormd door je ervaringen uit het verleden, maar het is van cruciaal belang om te beseffen dat je reacties niet uitsluitend gebaseerd zijn op je verre verleden.

Interne monoloog
Laat los en ga vooruit

Vergeving, als een bevrijdende daad. De term 'vergeven' komt van het Latijnse 'per' (wat totaliteit of perfectie betekent) en 'durven' (wat geven betekent), wat perfect geven inhoudt. Vergeving is een daad van heelheid, het is het perfecte geschenk. Misschien wel het moeilijkste geschenk, maar het brengt ons tegelijkertijd dichter bij God. Vergeving is voor ons niet vanzelfsprekend; wat van nature komt is woede, dorst naar wraak, wrok of bitterheid. Vergeving is echter het grootste geschenk dat we kunnen geven: er schuilt inderdaad kracht in vergeving.

Ik ontdeed me van een last die op mij drukte, een last op mijn schouders. Ik doorbreek de barrière tussen mij en de dader. Er is inderdaad iets heel bevrijdends aan vergeving. Op een eenvoudige reis naar genezing wordt vergeving beschouwd als het centrale punt van het menselijk bestaan, waarbij verschillende fundamentele gebieden met elkaar verweven zijn: naastenliefde jegens zichzelf, jegens de naaste en jegens God. We zouden kunnen zeggen dat vergeving de mooiste vorm van naastenliefde is die we kunnen bieden; In de meeste gevallen zijn relatieproblemen nauw verbonden met vergeving (hetzij tussen paren of binnen een gemeenschap). Veel mislukkingen om te groeien komen voort uit onvergevingsgezindheid. De daden van het geven van deze liefdadigheid zijn niet zozeer voor anderen als wel voor onszelf: een daad van eigenliefde, omdat we het verdienen bevrijd te worden van de ketenen die ons binden vanwege een gebrek aan vergeving.

Vergeving is geen zwakte , maar moed: een daad van loslaten en je openstellen voor liefde. Het is nauw verbonden met schuldgevoelens, waarbij erkenning van iemands fouten wordt geëist en tegelijkertijd kritiek, oordeel en wraak worden opgegeven. Dit is de reden waarom vergeving vaak een uitdaging is, maar het is cruciaal om onszelf te bevrijden van de last van die beklijvende herinneringen die ons alleen maar tegenhouden. Vergeving bevrijdt tenslotte de ziel; het verwijdert angst en belooft vrede en rust aan de geest.

Het opbouwen van een goede relatie met je innerlijke kind is een prachtige en zeer bevrijdende reis. Als je in deze richting werkt, betekent dit dat je een plek van innerlijke vrede creëert, die overvloeit in alle aspecten van je leven, waardoor je leven wordt genezen en gevoed. Het is niet egoïstisch om je innerlijke kind te genezen, omdat deze daad de basis vormt voor sterkere verbindingen met anderen in relaties vol authenticiteit, creativiteit die in zijn volheid bloeit en welzijn dat in de diepte geworteld is.

De essentie van het innerlijke kind weerspiegelt de puurheid van wie we waren in onze kinderjaren, waar dromen, passies, angsten en onopgeloste trauma's liggen. Het tot stand brengen van een harmonieuze verbinding met dit aspect kan emotionele, mentale of spirituele genezing teweegbrengen; je moet je innerlijke kind genezen door middel van vijf transformatieve stappen.

Het ontdekken van ons innerlijke kind kan leiden tot een toename van authenticiteit en empathie binnen onze relaties. Dit bevordert een grotere aanwezigheid en een echte dialoog met onszelf en met anderen; het is niet alleen een opening naar jezelf, maar ook naar anderen! Laten we verandering en groei omarmen terwijl we genezing zoeken voor dit innerlijke kind.

Het proces van genezing van het innerlijke kind is een diepgaande emotionele reis. Betrokkenheid bij ons innerlijke kind brengt emotionele vrijheid, een verandering in zelfvertrouwen en contact met onze ware kern. Als we horen wat dit deel van ons te zeggen heeft, onthullen we een poort naar authentieke, blijvende tevredenheid.

In de kindertijd koesteren we zelfvertrouwen, een essentieel ingrediënt bij het vormgeven van ons 'volwassen' zelf. Ons innerlijke kind vertegenwoordigt al die indrukken uit onze vroege jaren, zoals onze ouders en andere belangrijke figuren ons hebben gevormd: bepaalde aspecten van onszelf zijn misschien onderdrukt en bepaalde wonden zijn nu diep geworteld in ons onderbewustzijn. Ze fungeren als barrières en verhinderen ons als volwassenen om ons potentieel volledig te realiseren en in overeenstemming daarmee te handelen.

Ons innerlijke kind wacht op verdere goedkeuring van ons en de oproep aan ons is nu dat we de rol van genezer op ons nemen, zoals goede ouders dat zouden doen. Het is een van de sleutels om jezelf nieuwe toestemming te geven in het leven, wat betekent dat je opnieuw een helder en gezond contact met jezelf moet creëren, waar liefde niet langer voorwaardelijk is. Het teken van ware volwassenheid: ons psychisch welzijn hangt af van ons vermogen om ons te verzoenen met deze jonge versie van onszelf die nog steeds in ons leeft. Psycholoog John Bradshaw, erkend als een van de grondleggers van het concept van het innerlijke kind, herinnert ons eraan: 'Het is nooit de bedoeling van de natuur geweest dat we deze plechtige, hyperactieve, emotioneel onderdrukte volwassenen zouden worden: een toestand die we helaas volwassenheid noemen. » Recente ontdekkingen in de neurowetenschappen door Allan Schore in de Verenigde Staten bevestigen dat gebrek aan zorg en trauma uit de kindertijd inderdaad specifieke neuronale verbindingen in de rechterhersenhelft veranderen. Tot de leeftijd van zes of zeven jaar maakt het kind vooral gebruik van de kwaliteiten van deze niet-lineaire en intuïtieve rechterhersenhelft, die op een meer holistisch niveau functioneert bij zijn benadering van informatie en besluitvormingsprocessen.

FASE	BESCHRIJVING	WAAROM HET ERTOE DOET	HOE HET TOE TE PASSEN
BEWUSTZIJN VAN BLESSURES	Herken en identificeer gebeurtenissen uit het verleden die emotionele littekens hebben achtergelaten.	Hiermee kunt u de oorsprong van bepaalde huidige emoties en gedragingen begrijpen.	Houd een dagboek bij van belangrijke herinneringen, praat met een therapeut of een vertrouwde vriend.
ACCEPTATIE VAN EMOTIES	Accepteer en valideer emoties die verband houden met gebeurtenissen uit het verleden.	Helpt opgekropte emoties los te laten en vooruit te komen.	Oefen mindfulness-meditatie, schrijf over je emoties zonder oordeel.
ZELFCOMPASSIE	Wees vriendelijk en begripvol	Bevordert genezing en	Gebruik positieve affirmaties,

	tegenover jezelf en je reacties uit het verleden.	vermindert zelfkritiek.	behandel jezelf met dezelfde vriendelijkheid als een goede vriend.
BEGRIP EN CONTEXT	Plaats gebeurtenissen uit het verleden in context om de acties en reacties van anderen beter te begrijpen.	Helpt situaties helderder te zien en wrok te verminderen.	Bestudeer de omstandigheden van dat moment, probeer de zaken te zien vanuit het standpunt van de andere betrokkenen.
UITDRUKKING VAN EMOTIES	Vind gezonde manieren om emoties uit het verleden te uiten.	Vermijdt de opeenstapeling van wrok en stress.	Schrijf, teken, praat met een vriend of een therapeut.
OEFENING VAN VERGEVING	Laat wrok jegens uzelf en anderen los.	Bevordert innerlijke vrede en verzoening.	Doe vergevingsoefeningen, schrijf vergevingsbrieven (zelfs als ze niet worden verzonden).
HERFORMULERING VAN OVERTUIGINGEN	Vervang beperkende overtuigingen gevormd door gebeurtenissen uit het verleden door positieve, versterkende overtuigingen .	Draagt bij aan een gezonder zelfbeeld en een beter zelfbeeld.	Identificeer beperkende overtuigingen en herformuleer ze positief, gebruik affirmaties.
EMOTIONELE VEILIGHEID	Creëer een veilige en zorgzame omgeving om zonder gevaar opnieuw verbinding te maken met het verleden.	Hiermee kunt u het verleden opnieuw bekijken zonder de pijn te reactiveren.	Oefen kalmerende activiteiten, omring jezelf met positieve en zorgzame mensen.

MEDITATIE EN REFLECTIE	Gebruik meditatie om op een gecontroleerde en kalmerende manier verbinding te maken met het verleden.	Helpt ervaringen uit het verleden op een positieve manier te integreren.	Doe geleide meditaties gericht op vergeving en acceptatie.
BEVRIJDINGSRITUELEN	Zet symbolische rituelen op om de bladzijde van het verleden om te slaan.	Helpt emotionele bevrijding te realiseren en vooruit te komen.	Voer persoonlijke ceremonies uit, zoals het verbranden van wrokbrieven of het symbolisch begraven van het verleden.
DANKBAARHEID EN FEEST	Concentreer u op de positieve punten en de lessen die zijn geleerd uit ervaringen uit het verleden.	Versterkt positieve emoties en acceptatie van het verleden.	Houd een dankbaarheidsdagboek bij, vier persoonlijke vooruitgang en veerkracht.

Hoofdstuk 6

Cultiveer zelfliefde

Een gezonde verbinding met jezelf cultiveren: het belang en de voordelen van eigenliefde onthullen

Begrijp wat zelfliefde inhoudt.

Zelfliefde omvat in wezen onze eigen genegenheid voor onszelf – het herkennen en waarderen van onze heelheid, terwijl we ons bewust zijn van zowel onze tekortkomingen als onze sterke punten. Deze liefde regeert onze relaties met onszelf en geeft op haar beurt vorm aan onze interacties binnen de samenleving.

Wat we vaak eigenliefde noemen, is complexer dan je zou denken: het omvat de synthese van verschillende elementen die het gevoel van eigenwaarde van een individu vormen. Zowel cognitief als emotioneel speelt het een fundamentele rol in hoe we onszelf waarnemen en hoe we omgaan met de wereld om ons heen.

Zelfliefde houdt niet alleen het waarderen van jezelf in, maar ook het begrijpen van persoonlijke groei. Het is belangrijk om te beseffen dat onze waarden, overtuigingen en doelen kunnen veranderen naarmate we verder komen in het leven, wat volkomen normaal is. Wanneer we op één lijn zitten met onze eigen evolutie, begrijpen we de veranderingen die in ons plaatsvinden beter en kunnen we deze veranderingen respecteren, evenals de evolutie van onze relaties met anderen.

Het belang van eigenliefde voor de psychologische en emotionele gezondheid.

Samenvattend: eigenliefde is de sleutel tot ons psychologisch welzijn en onze algehele gezondheid. Het beïnvloedt ons zelfvertrouwen, de kracht van onze geest en ons vermogen om goede relaties te onderhouden. Het opbouwen van een sterk zelfvertrouwen is een kunst die bewuste oefening vereist, maar die veel oplevert. Als we van onszelf houden, zijn we beter in staat anderen met respect lief te hebben en de uitdagingen die het leven ons biedt met moed aan te gaan, allemaal omdat we waarde in onszelf hebben gevonden, zelfs in de moeilijkste tijden.

Het concept van eigenliefde bestaat niet alleen uit woorden die terloops worden rondgegooid. Het is een van de fundamentele elementen die bijdragen aan ons algehele welzijn, waaronder een gezonde relatie met onszelf en gelukkig zijn met wie we zijn; het houdt in dat we onze behoeften en ons geluk boven alles stellen. Door daden van eigenliefde te ondernemen, koesteren we een diep gevoel van sympathie en inzicht in onszelf, waardoor we de weg vrijmaken voor een mentaal, emotioneel en fysiek verbeterde toestand.

Zelfliefde is ook belangrijk voor onze mentale en emotionele gezondheid. Als we onvoorwaardelijk van onszelf houden, is het gemakkelijker om met tegenslagen om te gaan, om nog maar te zwijgen van de mislukkingen en teleurstellingen die het leven ons te bieden heeft. We verliezen niets als we niet blijven stilstaan bij zelfkritiek of ons bezighouden met negatieve zelfpraat; we kunnen veerkracht en compassie voor onszelf ontwikkelen als we uitdagingen vanuit een ander perspectief bekijken. Het is nuttig dat we, in plaats van hard voor onszelf te zijn, onze eigen zwakheden met vriendelijkheid proberen te begrijpen: alleen dan kunnen we tegenslagen overwinnen met een positieve instelling (die ons naar persoonlijke groei en uiteindelijke triomf leidt).

Affirmaties: de positieve kant

Positieve affirmaties: Dit zijn woorden of zinsneden die zijn ontworpen om de negativiteit in onze geest tegen te gaan. Door bewust positieve woorden te reciteren, willen we onze gedachten transformeren en positiviteit een aangeboren onderdeel van ons wezen maken.

Wat zijn positieve affirmaties? Dit zijn uitspraken of zinsneden die bedoeld zijn om negatieve gedachten tegen te gaan. Het concept is simpel: herhaal bewust positieve woorden. Met deze eenvoudige techniek kun je je eigen affirmaties creëren.

Positieve affirmaties dienen als anker voor emoties. Wanneer je ze in je dagelijkse routine opneemt, is het bijna alsof je lieve berichten in je ziel fluistert: een oefening die stress kan verlichten, zorgen tot zwijgen kan brengen en vertrouwen kan koesteren.

Ten slotte wordt eigenliefde beschouwd als een van de belangrijkste ingrediënten voor het onderhouden van gezonde en succesvolle relaties. Wanneer we leren onze onvolkomenheden te accepteren en tegelijkertijd onze individuele groei te omarmen, plaatst dit ons in een betere positie om echt op een dieper niveau verbinding te maken met anderen. Houd altijd in gedachten dat eigenliefde niet egoïstisch is , maar een solide basis biedt voor het ontwikkelen van sterke verbindingen met anderen om ons heen.

Een effectieve praktijk om het gevoel van eigenwaarde te verbeteren is de aardingstechniek. Met behulp van deze aanpak kan men bewust positieve emoties verbinden met een fysieke trigger die het gemakkelijker maakt om toegang te krijgen tot gevoelens van vertrouwen en eigenliefde wanneer dat nodig is. Zo werkt het: De aardingstechniek gebruiken om zelfvertrouwen en eigenliefde op te bouwen: toegepaste methoden.

Zelfliefde speelt een belangrijke rol bij het ontwikkelen van gezonde relaties. Als we onvoorwaardelijke liefde voor onszelf leren, zal het gemakkelijker voor ons zijn om liefde en respect voor anderen te begrijpen en te tonen. Zelfliefde helpt ons emotionele en fysieke grenzen te creëren door voor onszelf te zorgen, waardoor een positieve bijdrage wordt geleverd aan de relaties die we hebben.

Het is onvoorwaardelijke liefde die ons in staat stelt dezelfde liefde aan anderen te geven. Als we proberen het voorbeeld van de Heiland te volgen, leren we anderen niet te veroordelen of bevooroordeeld te zijn, maar ze te accepteren zoals ze zijn. Deze liefde heeft het vermogen om relaties te verzoenen, barrières weg te nemen en eenheid tussen mensen en gemeenschappen samen te brengen. Het helpt ons verder te kijken dan wat aan de oppervlakte zichtbaar is en te erkennen dat ieder individu dat we tegenkomen op zichzelf waarde heeft en goddelijk is.

Onvoorwaardelijke liefde is transformatief, krachtiger dan welke andere aardse kracht dan ook. Het vermogen om ons te helpen betere wezens te worden is ongeëvenaard. Wanneer we ons openstellen voor deze liefde, worden we ondergedompeld in diepe niveaus van spirituele en emotionele genezing, evenals in onverklaarbare vreugde en verbinding met anderen. Hoewel het misschien niet gemakkelijk is, is het koesteren van een dergelijke onvoorwaardelijke liefde iets waar je bewust naar moet oefenen en naartoe moet werken ; de voordelen die het in ons leven met zich meebrengt zijn onmetelijk. Sommigen zouden zelfs zeggen dat ze van onschatbare waarde zijn.

Het ontwikkelen van onvoorwaardelijke liefde in relaties is niet eenvoudig; het vergt werk en toewijding. Het gaat om empathie, effectieve communicatie, onbeperkte vergevingsgezindheid en waardering voor anderen, maar ook om in het hier en nu zijn. Door onvoorwaardelijke liefde in uw relaties te behouden, creëert u een veilige en liefdevolle omgeving waarin uw partner zich vrij kan voelen om zichzelf te zijn. Dit kan resulteren in betekenisvollere en sterkere banden die voortkomen uit het onvoorwaardelijk kunnen beantwoorden van wat de ander verdient, omdat dat is wie hij of zij is, en niet gebaseerd op onze verwachtingen of de voorwaarden die we hem als individu of partner in de relatie opleggen.

Impact van eigenwaarde op relaties met anderen.

De invloed van eigenliefde kan niet met louter woorden worden gekwantificeerd: deze wordt het best benadrukt door rauwe, echte verhalen, authentieke getuigenissen en casestudies die boekdelen spreken over de essentiële aard ervan. Laten we eens in enkele van deze verhalen duiken: proberen beter te begrijpen hoe het koesteren van eigenwaarde onze emotionele sfeer, evenals onze relaties, radicaal kan transformeren. In de informatietheorie heeft het gevoel van eigenwaarde invloed via directe effecten en verbetering van de mentale toestand.

Het beoefenen van eigenliefde is een daad van transformatie die veel voordelen in ons leven kan opleveren. Door ons eigen welzijn te waarderen, grenzen te stellen en zelfacceptatie te omarmen, koesteren we een diepe liefde voor onszelf: vol mededogen. Positieve en zelfverzekerde relaties, stralend van vreugde en voldoening; Dit is wat we kunnen winnen als we onszelf hoog in het vaandel hebben staan.

Bovendien stelt het hebben van een goed gevoel van eigenwaarde ons in staat onze inherente waarde te erkennen, ongeacht de validatie van anderen. Hierdoor kunnen we onevenwichtige relaties vermijden en in plaats daarvan partnerschappen zoeken waarin beide partijen winnen en gerespecteerd worden.

FASE	BESCHRIJVING	WAAROM HET ERTOE DOET	HOE HET TOE TE PASSEN
ZELFBEWUSTZIJN	Herken en accepteer uw sterke en zwakke punten.	Hiermee kun je een evenwichtige en realistische visie op jezelf ontwikkelen.	Houd een reflectiedagboek bij, maak een lijst van jouw kwaliteiten en verbeterpunten.
OEFEN ZELFCOMPASSIE	Wees vriendelijk en begripvol naar jezelf toe, vooral in het geval van fouten of mislukkingen.	Vermindert zelfkritiek en verhoogt het gevoel van eigenwaarde.	Gebruik positieve affirmaties, praat tegen jezelf als een zorgzame vriend.
STEL GEZONDE GRENZEN	Weet hoe u nee moet zeggen en stel grenzen om uw welzijn te beschermen.	Behoudt energie en vermindert stress en uitputting.	Identificeer uw behoeften en communiceer deze duidelijk naar anderen.
REGELMATIGE PERSOONLIJKE VERZORGING	Neem de tijd voor jezelf en je fysieke, emotionele en mentale behoeften.	Bevordert het algehele welzijn en de veerkracht.	Plan zelfzorgactiviteiten zoals ontspannende baden, meditatiesessies of hobby's.
DANKBAARHEID JEGENS JEZELF	Erken en waardeer hun inspanningen en prestaties.	Versterkt het zelfvertrouwen en de	Houd een dankbaarheidsdagboek bij en noteer elke dag drie

		eigenwaarde.	dingen die je goed hebt gedaan.
ONTWIKKELING VAN VAARDIGHEDEN	Investeer in leren en persoonlijke verbetering.	Verhoogt het zelfvertrouwen en het gevoel van voldoening.	Volg lessen, lees boeken of oefen nieuwe vaardigheden.
MEDITATIE EN MINDFULNESS	Beoefen meditatie om verbinding te maken met jezelf en stress te verminderen.	Verbetert de mentale helderheid en zelfacceptatie.	Integreer mindfulness-meditatiesessies in de dagelijkse routine.
POSITIEVE ZELFBESPREKING	Vervang negatieve gedachten door positieve affirmaties.	Verandert de zelfperceptie en versterkt het gevoel van eigenwaarde.	Maak een lijst met positieve affirmaties en herhaal ze elke dag.
OMRING JEZELF MET POSITIEVE MENSEN	Kies relaties die zelfliefde ondersteunen en aanmoedigen.	Bevordert een gezonde en zorgzame omgeving.	Identificeer en breng tijd door met positieve en ondersteunende mensen.
DRUK JE EMOTIES UIT	Vind gezonde manieren om je emoties te uiten.	Vermijdt de opeenstapeling van wrok en bevordert het emotionele welzijn.	Schrijf in een dagboek, neem deel aan artistieke activiteiten of praat met een vertrouwde vriend.
KLEINE OVERWINNINGEN VIEREN	Erken en vier successen, zelfs de kleinste.	Verhoogt de motivatie en het	Maak een lijst van dagelijkse successen en

zelfvertrou
wen.

beloon jezelf voor
prestaties.

Hoofdstuk 7

Neem de controle over je leven terug

Balans vinden en macht grijpen: praktische stappen om controle over uw leven te krijgen

Evalueer uw huidige situatie en identificeer verbeterpunten.

Neem de tijd om uw huidige situatie te evalueren. Word je bewust van je waarde, je prestaties, je energie en je kunnen. Als u weet waar u aan toe bent, kunt u beslissingen nemen die u zullen helpen nieuwe gewoonten aan te nemen en gewoontes los te laten die niet gunstig voor u zijn.

Evalueer uw huidige situatie: Doe een stapje terug en evalueer uw huidige situatie. Brengt u te veel tijd door op uw werk? Verwaarloost u uw persoonlijke leven? Ben je tevreden met hoe het nu gaat? Met deze beoordeling kunt u bepalen op welke gebieden u wijzigingen moet aanbrengen.

Zelfreflectie: Neem de tijd om uw huidige staat van evenwicht in het leven te evalueren. Zijn er gebieden waar u stress of ontevredenheid ervaart? Door deze gebieden te identificeren, kunt u uw inspanningen richten op het vinden van oplossingen en het doorvoeren van noodzakelijke veranderingen.

Stel specifieke en haalbare doelen.

Bedenk dat het stellen van realistische doelen niet alleen gaat over het stellen van goede voornemens voor het nieuwe jaar, maar over het opstellen van een concreet actieplan voor elke ambitie. Door uw doelen in alle gebieden van uw leven te integreren en ze op één lijn te brengen met uw persoonlijke waarden, kunt u een evenwichtig en vervullend leven creëren.

Het stellen van realistische doelen is een waardevolle vaardigheid die uw dromen in concrete prestaties kan omzetten. Het gaat echter niet alleen om het stellen van een doel; het gaat om het creëren van doelen die zowel ambitieus als haalbaar zijn.

Het stellen van doelen geeft een gevoel van richting en doel in het leven. Door te definiëren wat we willen bereiken, kunnen we onze inspanningen en middelen kanaliseren naar specifieke resultaten. Doelen werken als motivatoren, duwen ons buiten onze comfortzones en stimuleren persoonlijke groei. Als iemand bijvoorbeeld een succesvolle ondernemer wil worden, kan hij of zij doelen stellen zoals het starten van een bedrijf binnen een jaar of het bereiken van een bepaald inkomensdoel. Deze doelen stellen individuen in staat om bruikbare stappen te zetten in de richting van hun gewenste toekomst.

Prioriteer taken en beheer uw tijd effectief.

Een van de meest effectieve strategieën voor het beheren van tijd is het prioriteren van uw taken en het stellen van haalbare doelen. Begin met het maken van een to-do-lijst of gebruik een planner om uw verantwoordelijkheden en hobby's te organiseren. Wijs vervolgens prioriteiten toe aan elk item op uw lijst op basis van hun belang en urgentie. Door u eerst te concentreren op taken met een hoge prioriteit, kunt u ervoor zorgen dat u vooruitgang boekt op de meest essentiële verantwoordelijkheden. Als er bijvoorbeeld een belangrijke werkdeadline nadert, plan dan tijd in om noodzakelijke taken uit te voeren en stel niet-essentiële activiteiten uit tot later. Zo kun je een balans vinden tussen je verantwoordelijkheden en je hobby's, zonder dat je je overweldigd voelt.

Zodra de doelen zijn gesteld, is het van cruciaal belang om taken te prioriteren om effectief tijdmanagement te garanderen. Niet alle taken hebben hetzelfde belang of dezelfde urgentie, en het dienovereenkomstig toewijzen van tijd en middelen kan een aanzienlijk verschil in productiviteit maken. Een effectieve methode voor het prioriteren van taken is het gebruik van de Eisenhower-matrix, die taken in vier kwadranten categoriseert op basis van hun urgentie en belang. Urgente en belangrijke taken moeten de hoogste prioriteit krijgen, terwijl taken die niet urgent of belangrijk zijn, kunnen worden gedelegeerd of helemaal geëlimineerd. Door taken te prioriteren, kunnen individuen hun tijd en energie richten op de meest kritieke activiteiten, waarbij ze effectief gebruik maken van hun beperkte middelen.

1. Prioriteit geven aan taken: Een van de meest effectieve tijdmanagementtechnieken is het prioriteren van taken op basis van hun urgentie en belang. Door deze aanpak te volgen, kunnen individuen ervoor zorgen dat ze hun tijd en energie richten op taken die er echt toe doen, wat leidt tot een hogere productiviteit en een gevoel van voldoening. Professionals kunnen bijvoorbeeld de Eisenhower Matrix, een populair hulpmiddel voor tijdmanagement, gebruiken om taken in vier kwadranten te categoriseren: urgent en belangrijk, belangrijk maar niet urgent, urgent maar niet belangrijk, en noch urgent, noch belangrijk.

Door taken te benaderen in volgorde van belangrijkheid en urgentie, kunnen individuen hun productiviteit maximaliseren en hun beschikbare tijd optimaal benutten.

Bouw een ondersteunend netwerk op en vraag advies.

Het opbouwen van een ondersteunend netwerk is een voortdurend proces dat inspanning en doelgerichtheid vereist. Door relaties te onderhouden met mensen die u inspireren, ondersteunen en uitdagen, creëert u een sterke basis om controle over uw leven te krijgen en persoonlijke groei te bereiken. Onthoud dat u de macht heeft om de mensen om u heen te kiezen, dus kies verstandig en investeer in relaties die bijdragen aan uw algehele welzijn.

Samenvattend betekent het opbouwen van een sterk ondersteunend netwerk het zoeken naar mentorschap, het verbinden met collega's, het aangaan van professionele verenigingen, het benutten van bedrijfsincubators en accelerators, het opbouwen van relaties met financiële adviseurs en investeerders, het deelnemen aan onlinegemeenschappen en het vertrouwen op de steun van familie en vrienden. Door gebruik te maken van deze middelen kunnen ondernemers risico's beperken, waardevolle inzichten verwerven en hun kansen op ondernemerssucces vergroten.

Vraag uzelf af welke ondersteuning u op dit moment nodig heeft. Identificeer de beschikbare middelen in uw professionele netwerk, zoek naar ondersteunende organisaties of overweeg een gespecialiseerde consultant in te huren om u te helpen tijdens uw ondernemersreis. Vergeet niet dat het vragen om hulp een teken van kracht is en nieuwe kansen en perspectieven kan openen voor uw zakelijke en persoonlijke leven.

Implementeer zelfzorgpraktijken en zorg voor een gezond evenwicht tussen werk en privéleven.

Het handhaven van een gezond evenwicht tussen werk, leven en zelfzorg is cruciaal voor het algehele welzijn. Het bereiken van die perfecte balans kan echter vaak een ongrijpbaar doel lijken. Veel mensen hebben moeite om werkverplichtingen en persoonlijke verantwoordelijkheden in evenwicht te brengen en verwaarlozen vaak hun eigen zelfzorg. Om deze uitdaging het hoofd te bieden, is het belangrijk om duidelijke prioriteiten te stellen en grenzen te stellen.

Een andere belangrijke strategie voor een evenwicht tussen werk en privéleven is het geven van prioriteit aan zelfzorg. Dit betekent dat u zorg draagt voor uw fysieke, emotionele en mentale gezondheid. Dit kan betekenen dat je een yogales volgt of na het werk gaat hardlopen. Of neem een dag voor geestelijke gezondheidszorg als u zich overweldigd voelt. Hoe je ook voor jezelf zorgt, zorg ervoor dat je er prioriteit aan geeft.

Het vinden van de juiste balans tussen werk, leven en zelfzorg is een voortdurend proces dat voortdurende evaluatie en aanpassing vereist. De hierboven genoemde strategieën zijn een startpunt voor het creëren van een evenwichtig schema, maar het is belangrijk om ze aan te passen aan jouw situatie en voorkeuren. Vergeet niet dat u, door voorrang te geven aan zelfzorg en duidelijke grenzen te stellen, een gezondere en bevredigendere levensstijl kunt leiden.

Reflecteer op de voortgang en voer indien nodig aanpassingen uit.

Regelmatige evaluatie van de voortgang maakt het mogelijk noodzakelijke aanpassingen aan het actieplan te identificeren. Dit kan het opnieuw afstemmen van prioriteiten inhouden, het wijzigen van toegewezen middelen, het heroverwegen van volgende stappen of het opnieuw evalueren van doelen. Door aanpassingen aan te brengen, kunt u zich aanpassen aan veranderingen en uw kansen op succes maximaliseren.

Het is essentieel om de voortgang regelmatig te meten ten opzichte van doelstellingen en prioriteiten. Dit maakt het mogelijk om de voortgang van het actieplan te monitoren, successen en obstakels te identificeren en de nodige corrigerende maatregelen te nemen. Door de voortgang te meten, kunnen we ervoor zorgen dat prioritaire activiteiten in overeenstemming zijn met de gestelde doelstellingen.

Het bijhouden van uw voortgang is essentieel om gemotiveerd te blijven en op koers te blijven om uw visie te verwezenlijken. Controleer uw doelen regelmatig en meet uw voortgang in de richting van het bereiken ervan. Vier je successen en gebruik tegenslagen als kansen om te leren en te verbeteren. Pas uw doelen en strategieën indien nodig aan om op één lijn te blijven met uw visie.

FASE	BESCHRIJVING	WAAROM HET ERTOE DOET	HOE HET TOE TE PASSEN
BEOORDELING VAN DE HUIDIGE SITUATIE	Maak een eerlijke beoordeling van uw leven, inclusief de gebieden waar u zich geen controle over voelt.	Hiermee kunt u de aspecten begrijpen die veranderingen vereisen.	Houd een dagboek bij om de punten van tevredenheid en ontevredenheid te noteren.
DEFINITIE VAN DOELSTELLINGEN	Stel duidelijke en specifieke doelstellingen op de korte, middellange en lange termijn vast.	Geeft richting en doel om uw acties te begeleiden.	Gebruik de SMART-methode (Specifiek, Meetbaar, Acceptabel, Realistisch, Tijdig) om doelen te stellen.
PRIORITERING VAN TAKEN	Identificeer de belangrijkste en urgente taken.	Helpt de inspanningen te richten op wat werkelijk betekenisvol is.	Maak een lijst met dagelijkse taken en geef prioriteit aan deze.
TIJDBEHEER	Organiseer uw planning om de efficiëntie te maximaliseren en stress te minimaliseren.	Hiermee kunt u uw verplichtingen beter beheren en tijd voor uzelf vinden.	Gebruik een schema of een tijdbeheerapplicatie en definieer speciale tijdvakken.

BESLUITVORMING	Leer om doordacht en zelfverzekerd beslissingen te nemen.	Versnelt actie en vermindert aarzeling en besluiteloosheid.	Verzamel de nodige informatie, evalueer de opties en handel dienovereenkomstig.
ONTWIKKELING VAN HET VAKGEBIED	Ontwikkel gewoonten en routines die succes en welzijn bevorderen.	Versterkt de consistentie en betrokkenheid bij acties.	Creëer ochtend- en nachtrituelen, gebruik herinneringen en alarmen.
GRENZEN STELLEN	Weet hoe je nee moet zeggen en stel duidelijke grenzen tegenover anderen.	Behoudt uw energie en geestelijke gezondheid.	Identificeer uw behoeften en grenzen, communiceer duidelijk met anderen.
CONTINUE VERBETERING	voortdurend leren en persoonlijke ontwikkeling .	Bevordert groei en aanpassing aan veranderingen.	Volg trainingen, lees boeken, luister naar podcasts over persoonlijke ontwikkeling.
ZELFZORG	Zorg voor uw fysieke, mentale en emotionele gezondheid.	Behoudt evenwicht en veerkracht bij uitdagingen.	Neem lichaamsbeweging, meditatie en vrijetijdsactiviteiten op in uw routine.
SOCIALE STEUN	Omring jezelf met positieve en bemoedigende mensen.	Versterkt emotionele steun en motivatie.	Woon steungroepen bij, breng tijd door met vrienden en familie.

| **REFLECTIE EN AANPASSING** | Evalueer regelmatig uw voortgang en pas indien nodig uw plannen aan. | Zorgt ervoor dat u op koers blijft en de juiste aanpassingen doorvoert. | Voer een wekelijkse of maandelijkse evaluatie uit en pas uw doelstellingen en strategieën dienovereenkomstig aan. |

Hoofdstuk 8

Behoud en verdiep de genezing

Voed en versterk het emotionele welzijn van uw innerlijke kind
Het belang van regelmaat in de praktijk

Structuur en consistentie: Routines bieden structuur en consistentie in ons leven, wat vooral gunstig kan zijn voor mensen die gedijen op organisatie en voorspelbaarheid. Weten wat je kunt verwachten en een vast schema hebben, kunnen een gevoel van kalmte creëren en gevoelens van chaos verminderen.

Bovendien kunnen routines ook een gevoel van discipline en persoonlijke motivatie bevorderen. Wanneer we ons bezighouden met een regelmatige gewoonte of gewoonte, vereist dit van ons dat we consequent verschijnen en de vereiste inspanning leveren. Het kan ons een gevoel van verantwoordelijkheid en toewijding bijbrengen, waardoor we een sterke arbeidsethos kunnen ontwikkelen en onze doelen kunnen bereiken. Als we bijvoorbeeld een routine ontwikkelen waarbij we elke dag een uur lang een muziekinstrument oefenen, is de kans groter dat we onze vaardigheden verbeteren en in de loop van de tijd vooruitgang zien.

Creëer nieuwe routines: Als veranderingen onvermijdelijk zijn, werk dan samen om nieuwe routines tot stand te brengen die een gevoel van stabiliteit bieden. Dit kunnen nieuwe bedtijdrituelen, gedeelde maaltijden of reguliere gezinsactiviteiten zijn.

Continue persoonlijke ontwikkeling

Persoonlijke ontwikkeling is een continu proces van groei en zelfverbetering. Dit kan het leren van nieuwe vaardigheden inhouden, het stellen en nastreven van persoonlijke doelen, en het beoefenen van praktijken die de mentale en emotionele gezondheid bevorderen, zoals meditatie of therapie.

Gemeenschap en ondersteuning

In moeilijke tijden kan de steun van vrienden, familie en de gemeenschap een reddingslijn zijn. Het delen van uw lasten en het zoeken naar troost in de verbindingen die u heeft gelegd, kan emotionele steun bieden. Gemeenschappen die ondanks tegenslag samenkomen, komen er vaak sterker en meer verenigd uit.

Profiteer van ondersteunende netwerken: Onderschat niet het belang van het krijgen van hulp van uw ondersteuningsnetwerk, of het nu familie, vrienden of steungroepen zijn. Ze kunnen emotionele steun, praktisch advies en tastbare hulp bieden.

Rol van het ondersteuningsnetwerk: Vrienden, familie en professionals kunnen tijdens en na een scheiding van onschatbare waarde zijn. Door te accepteren dat het vragen om hulp geen teken van zwakte is, maar een belangrijke stap in het navigeren door deze transitietijd, wordt de veerkracht van het gezin vergroot.

Bouw een ondersteunende en verzorgende relatie op met je innerlijke kind.

Het cultiveren van een gezonde verbinding met je innerlijke kind is een diepgaande en bevrijdende bezigheid. Door dit deel van jezelf te genezen en te voeden, creëer je een ruimte van innerlijke harmonie die overgaat in alle aspecten van je leven. Het helen van je innerlijke kind gaat over meer dan alleen jou, maar creëert een sterke basis voor meer authentieke relaties, bloeiende creativiteit en diepgeworteld welzijn.

Het is belangrijk om te leren opnieuw verbinding te maken met je innerlijke kind om voor hem te kunnen zorgen, zijn wonden te helen, hem te vertellen hoeveel we van hem houden en dat hij zijn best heeft gedaan en zo goed mogelijk heeft gedaan. dat hij al onze moeilijkheden heeft overleefd, omdat wij zijn toekomst zijn en zonder hem niet de persoon zouden kunnen zijn die we zijn geworden. Het is belangrijk om ons innerlijke kind te bedanken en hem te vertellen hoe veilig hij nu is en dat onze volwassenheid en onze ervaringen ons in staat stellen hem gerust te stellen, dat hij vrede en veiligheid kan hebben terwijl hij thuis kan blijven bestaan. Als je een negatieve emotie voelt, vraag jezelf dan af waarom je je zo voelt, en probeer jezelf te begrijpen, op zoek naar manieren om deze negativiteit te verbeteren. Dit innerlijke kind moet gevuld worden met liefde, dit is wat de volwassene in staat zal stellen beter te worden.

Het innerlijke kind is een weerspiegeling van de pure essentie die we in onze jeugd waren. Dit is waar onze dromen, onze passies, onze angsten en onze niet-genezen wonden zich bevinden. Het cultiveren van een gezonde relatie met dit aspect van onszelf kan de katalysator zijn voor emotionele, mentale en spirituele vervulling. Het is mogelijk om je innerlijke kind te genezen in 5 transformatieve stappen.

Oefen het werk van het innerlijke kind door middel van therapie, het bijhouden van een dagboek of creatieve activiteiten.

Het innerlijke kind komt vaak tot uiting in creativiteit. Deelnemen aan artistieke activiteiten, of het nu gaat om schilderen, schrijven, muziek of enige andere vorm van zelfexpressie, kan een krachtige manier zijn om contact te maken met je innerlijke kind en deze te koesteren. Met deze creatieve uitlaatklep kun je je emoties en ervaringen verkennen in een veilige, oordeelsvrije ruimte. Als je bijvoorbeeld als kind ontmoedigd werd om je artistieke interesses na te streven, kan het beginnen met kunst als volwassene een vorm van zelfgenezing zijn .

Innerlijk kindwerk is een vorm van therapie die zich richt op het helen van trauma's uit het verleden en het opnieuw verbinden met je innerlijke kind. Hierbij kan het gaan om technieken als visualisatie, het bijhouden van een dagboek en het omgaan met je innerlijke kind. Door de gevoelens en behoeften van je innerlijke kind te herkennen en te valideren, kun je oude wonden helen en leren jezelf niet op een liefdevolle en zorgzame manier te sparen.

Het bijhouden van een dagboek voor uw kind is een praktische en therapeutische manier om verbinding te houden met uw jongere zelf. Schrijf in dit dagboek brieven aan je innerlijke kind, luister naar hun reacties en bied troost en begeleiding. Een dagboek bijhouden kan dienen als een voortdurende dialoog met je innerlijke kind, waardoor een diepe, voortdurende verbinding ontstaat.

Integreer het genezen innerlijke kind in je huidige zelf voor emotioneel welzijn.

Door je innerlijke kind te omarmen en het de liefde en zorg te geven die het nodig heeft, begin je het proces van genezing en integratie. Door pijn uit het verleden te erkennen, naar je innerlijke kind te luisteren en deel te nemen aan verrijkende activiteiten, sta je toe dat je innerlijke kind een integraal onderdeel wordt van je volwassen zelf. Deze integratie bestaat niet uit het uitwissen van je volwassen persoonlijkheid, maar uit het harmoniseren van de verschillende aspecten van je persoonlijkheid.

Het integreren van je innerlijke kind in je dagelijkse leven gaat over het creëren van een sterke basis van zelfliefde en zelfbewustzijn. Door uw innerlijke kind te koesteren, bevordert u een sterker gevoel van eigenwaarde, zelfacceptatie en emotionele veerkracht. Deze basis kan een positieve invloed hebben op uw relaties, carrière en algehele welzijn, waardoor u een authentieker en vervullender leven kunt leiden.

Het koesteren van je innerlijke kind is een diepgaande daad van eigenliefde die kan leiden tot een dieper begrip van jezelf, een groter gevoel van eigenwaarde en een groter vermogen tot vreugde en vervulling. Door je bezig te houden met praktijken zoals introspectie, creatieve expressie, het accepteren van kwetsbaarheid, het stellen van grenzen, mindfulness en het zoeken naar steun wanneer dat nodig is, kun je een voedende ruimte creëren waarin je innerlijke kind kan floreren, waardoor een gezondere, liefdevollere relatie met jezelf wordt bevorderd.

FASE	BESCHRIJVING	WAAROM HET ERTOE DOET	HOE HET TOE TE PASSEN
REGELMATIGE BEOEFENING VAN ZELFCOMPASSIE	Blijf elkaar vriendelijk en begripvol behandelen.	Bevordert voortdurende genezing en bouwt zelfrespect op.	Gebruik positieve affirmaties, neem regelmatig de tijd om vriendelijk tegen jezelf te praten.
MEDITATIE EN MINDFULNESS	Onderhoud regelmatige meditatieoefeningen om verbonden te blijven met het huidige moment.	Vermindert stress en verbetert de mentale helderheid.	Integreer mindfulness-meditatie in de dagelijkse routine, gebruik meditatie-apps.
VOORTDURENDE DIALOOG MET HET INNERLIJKE KIND	Onderhoud een open communicatie met uw innerlijke kind om hun	Versterkt de innerlijke verbinding en zorgt ervoor dat aan	Schrijf regelmatig in een dagboek, doe specifieke geleide meditaties.

	behoeften te begrijpen.	emotionele behoeften wordt voldaan.	
THERAPIE EN PROFESSIONELE ONDERSTEUNING	Bezoek regelmatig een therapeut om diepe wonden te blijven onderzoeken en genezen.	Biedt voortdurende, professionele ondersteuning bij het genezingsproces.	Neem deel aan individuele of groepstherapiessies, volg workshops persoonlijke ontwikkeling.
CREATIEVE EXPRESSIE	Gebruik creatieve manieren om emoties te uiten en de genezing te bevorderen.	Vergemakkelijkt het verkennen en loslaten van geblokkeerde emoties.	Beoefen kunsttherapie, teken, schilder, schrijf gedichten of verhalen.
OEFENING VAN VERGEVING	Blijf werken aan vergeving van jezelf en anderen.	Laat wrok los en bevordert innerlijke vrede.	Doe regelmatig vergevingsoefeningen, schrijf vergevingsbrieven zonder ze te versturen.
RITUELEN VAN DANKBAARHEID	Onderhoud een dankbaarheidsoefening om je te	Versterkt positieve emoties en	Houd een dankbaarheidsdagboek bij en

	concentreren op de positieve aspecten van het leven.	zelfacceptatie.	betuig regelmatig dankbaarheid jegens anderen.
ZELFZORGACTIVITEITEN	Zorg regelmatig voor uw fysieke, emotionele en mentale behoeften.	Behoudt evenwicht en veerkracht in het licht van de uitdagingen van het leven.	Plan zelfzorgactiviteiten zoals ontspannende baden, yogasessies of hobby's.
OPNIEUW VERBINDING MAKEN MET DE VREUGDE VAN DE KINDERTIJD	Ga door met het verkennen en koesteren van de passies en eenvoudige geneugten van de kindertijd.	Helpt een positieve kijk te behouden en veerkracht op te bouwen.	Oefen activiteiten waar je als kind dol op was, speel en ontdek nieuwe hobby's.
POSITIEVE SOCIALE STEUN	Omring jezelf met zorgzame en begripvolle mensen die je genezing ondersteunen.	Bouwt emotionele steun en motivatie op om het genezingsproces voort te zetten.	Woon steungroepen bij, breng tijd door met vrienden en familie.

| **REFLECTIE EN AANPASSING** | Evalueer regelmatig uw voortgang en pas indien nodig uw genezingsprakti jken aan. | Zorgt ervoor dat u op het goede spoor blijft en relevante aanpassing en doorvoert voor verdere genezing. | Voer een maandelijkse of driemaandelijks e evaluatie uit en pas uw genezingsstrate gieën dienovereenko mstig aan. |

| **REFLECTIE EN AANPASSING** | Evalueer regelmatig uw voortgang en pas indien nodig uw genezingsprakti jken aan. | Zorgt ervoor dat u op het goede spoor blijft en relevante aanpassing en doorvoert voor verdere genezing. | Voer een maandelijkse of driemaandelijks e evaluatie uit en pas uw genezingsstrate gieën dienovereenko mstig aan. |

Hoofdstuk 9

Therapeutische genezingstechnieken

Innovatieve psychologische methoden om het emotionele welzijn te verbeteren
Cognitieve gedragstherapie (CGT) voor emotioneel welzijn.

Cognitieve gedragstherapie is een vorm van psychotherapie waarbij wordt gepraat over negatieve gedachten en gedrag. Deze uitwisselingen zijn bedoeld om het individu te helpen zijn emoties en dus zijn gedrag beter onder controle te houden. Het basisprincipe van CGT is dat gedachten gevoelens en daden bepalen. Het biedt dus nuchtere benaderingen voor het omgaan met specifieke problemen die resulteren in verschillende probleemoplossende strategieën.

cognitieve gedragstherapie (CGT) zichzelf als een korte maar krachtige modaliteit, een therapie die niet probeert stil te staan bij negatieve ideeën of onaangepast gedrag, maar eerder een cognitief domein te creëren waarin gedachten de realiteit en het gedrag weerspiegelen. Dit is geen eenzame reis voor de patiënt; Bij dit streven werken de patiënt en de psychotherapeut samen om problemen te identificeren op basis van wat kan worden vergeleken met drie fundamentele ingrediënten van deze psychologische ketel: emoties, gedachten die verband houden met die emoties, en het gedrag dat daaruit voortvloeit. Hier en nu weerklinken hun echo's binnen de grenzen van deze benadering die zich richt op de huidige problemen, allemaal ondersteund door een interessante hypothese die de basis vormt van het wederzijds begrip tussen patiënt en therapeut met betrekking tot het individuele probleem in kwestie.

CGT is niet bedoeld om alle symptomen in één keer te elimineren. Integendeel, het maakt de weg vrij voor een geleidelijke overwinning op wat als verlammende symptomen kunnen worden beschouwd, die zich vaak op allerlei terreinen manifesteren, hetzij door rituelen of door agressieve reacties die verband houden met een laag zelfbeeld. Een proces gericht op het verminderen van leed, lang voordat het wortel schiet in de psyche.

CGT, of cognitieve gedragstherapie, is gebaseerd op het principe van het begrijpen van de manier waarop een patiënt denkt en zich gedraagt. Dit helpt de patiënt te begrijpen waarom hij bepaalde handelingen verricht in zijn dagelijks leven. Het cognitieve aspect van CGT omvat het identificeren van huidige factoren die bijdragen aan onaangepast gedrag; hij benadrukt dat succesvolle therapie moet leiden tot blijvende gedragsveranderingen. De therapeut gebruikt deze benadering om stoornissen te behandelen door de gedachten, handelingen en emoties van de patiënt te wijzigen, met als uiteindelijk doel het bereiken van transformatie- en genezingsresultaten.

Mindfulnesstechnieken voor het beheersen van emoties.

Het vermogen om het emotionele evenwicht te bewaren is een essentieel onderdeel van dit proces, niet alleen om emoties tot zwijgen te brengen, maar ook om ze te kunnen beheersen. Deze mindfulness-strategieën kunnen dienen als krachtige instrumenten voor individuen op verschillende gebieden, inclusief oprichters van startups die streven naar emotionele kracht.

Emotionele controlemaatregelen: cognitieve herwaardering, bewuste ademhaling, progressieve spierontspanning. Meditatie en yoga zijn mindfulness-oefeningen die mensen helpen hun emotionele regulatie beter te beheren.

Mindfulness is de sleutel: Mindfulness-technieken kunnen het zelfbewustzijn verbeteren en de emotionele zelfregulering helpen versterken: Blijf gegrond in het huidige moment, waardoor u beter kunt zien waar uw emoties zich bevinden, zodat u dienovereenkomstig kunt reageren.

Dialectische gedragstherapie presenteert specifieke technieken die verband houden met emotionele regulatie, zoals mindfulness, noodtolerantie en andere procedures voor emotionele regulatie. Hoewel DGT aanvankelijk bedoeld was voor de borderlinepersoonlijkheidsstoornis, is gebleken dat het effectief is bij een verscheidenheid aan andere aandoeningen die voornamelijk gebaseerd zijn op emotionele ontregeling.

Het is een veelomvattende therapie waarbij je de vaardigheden aanleert die je nodig hebt om met kwetsende emoties om te gaan, gedrag dat je schaadt te verminderen en jezelf aantrekkelijker te maken in relaties. Dit artikel gaat dieper in op DGT – een game-changer in de behandeling van stoornissen zoals borderline-persoonlijkheidsstoornis. Ben jij psychologiestudent of professional? Hier volgt een gedetailleerd verslag van wat deze therapie inhoudt, welke technieken er worden gebruikt en mijn mening over de effectiviteit ervan.

De aangetoonde effectiviteit bij de behandeling van verschillende psychische stoornissen heeft van dialectische gedragstherapie (DGT) een algemeen bekende en gerespecteerde therapie onder artsen gemaakt. De onderstaande informatie verduidelijkt de doeltreffendheid ervan op verschillende gebieden, waarbij de flexibiliteit en het aanpassingsvermogen ervan worden benadrukt.

Acceptatie- en commitment-therapie (act) voor emotioneel welzijn.

Acceptance and Commitment Therapy (ACT) stelt mensen in staat hun innerlijke psychologische gebeurtenissen te accepteren en trouw te beloven aan hun persoonlijke deugden, dienovereenkomstig te handelen en daardoor een leven van betekenis en vervulling te leiden.

ACT is een vorm van psychotherapie uit cognitieve gedragstherapieën, die zich in wat gewoonlijk de derde golf van deze therapieën wordt genoemd. Het werd ontwikkeld door Steven C. Hayes en voor het eerst getest door Robert Zettle in 1985, hoewel de feitelijke ontwikkeling en voltooiing eind jaren tachtig plaatsvond. Er zijn veel verschillende protocollen, die elk variëren in functie van het specifieke therapeutische doel.

Dit is de secundaire golf van acceptatie gekoppeld aan commitment-therapie, waarbij het individu wordt aangemoedigd om weer actief te worden met behulp van het krachtige momentum van acceptatie. In feite stelt het de patiënt in staat zijn aandacht te verleggen en zijn hulpbronnen opnieuw toe te wijzen, omdat acceptatie hem in staat stelt te stoppen met worstelen met zijn innerlijke ervaringen. Energie die wordt verspild door te proberen iemands psyche te domineren, kan zo worden gekanaliseerd naar gebieden van persoonlijk belang. Dit is uiteindelijk wat acceptatie- en commitment-therapie beoogt: het individu betrekken bij zinvolle acties die een verschil kunnen maken in zijn leven; maar zoals ik al zei, het is een andere geschiedenis.

Een therapeutische aanpak genaamd Eye Movement Desensitization and Reprocessing (EMDR) wordt gebruikt om de sensaties en emoties te wijzigen die worden veroorzaakt door verontrustende herinneringen door middel van geheugenuitwerking in combinatie met oogbewegingen. Bilaterale stimulatie van de ogen helpt de emotie die verband houdt met de traumatische herinnering te verdrijven door de ontwikkeling van neurale paden te bevorderen, een reorganisatie van informatie in de cortex te vergemakkelijken en de limbische hersenen (die met emoties worden geassocieerd) te omzeilen.

EMDR staat voor Eye Movement Desensibilisatie en opwerking , wat in het Frans vertaald kan worden als desensibilisatie en opwerking door oogbewegingen. Deze therapeutische benadering ontstond bij toeval in 1987, toen Francine Shapiro, een Amerikaanse psycholoog, onderzoek deed naar de gevolgen van stress. Ze merkte op dat bepaalde verontrustende gedachten plotseling verdwenen door de onwillekeurige beweging van haar ogen; later zouden ze op een meer draaglijke manier terugkeren, zonder enige tussenkomst. Toen ze deze oogbeweging opzettelijk imiteerde, werden positieve resultaten opgemerkt.

EMDR is een vorm van psychotherapie waarbij gebruik wordt gemaakt van oogbewegingen. Deze techniek omvat desensibilisatie en herverwerking en wordt aanbevolen voor de behandeling van posttraumatische stressstoornis en andere specifieke psychologische aandoeningen.

Eén benadering die wordt gebruikt om het emotionele welzijn te verbeteren, is interpersoonlijke therapie.

Op het gebied van emotioneel evenwicht en mentaal welzijn zoekt de geest naar een dualiteit die in elkaar bloeit. Emotioneel evenwicht betekent niet dat je verdrinkt in emoties, maar dat je ze rationeel onder controle houdt, terwijl je de eigen innerlijke kracht verdiept. Maar geestelijk welzijn is veel meer dan dat; het houdt rekening met veel factoren die tot een goede gemoedstoestand leiden.

Ontdek de spirituele techniek om het emotionele evenwicht te verbeteren. Ontdek hoe deze kunst stressniveaus kan verminderen en emotionele kracht en cognitief welzijn kan bevorderen. Duik dieper in de praktijk: vind vandaag nog je emotionele balans!

Het betrekken van Spirit voor een optimaal emotioneel evenwicht vereist geen drastische veranderingen. Kleine aanpassingen in het dagelijks leven doen wonderen. Een eenvoudige dagelijkse meditatieroutine gericht op het bereiken van mindfulness bij alle handelingen van de dag en het koesteren van dankbaarheid is alles wat je nodig hebt. Het bijhouden van uw emoties via een dagboek en het ondernemen van activiteiten die uw sociale connecties verbeteren, zijn andere manieren om voor emotioneel evenwicht te zorgen. Het is geen rocket science; het gaat er gewoon om dat je naast je dagelijkse taken ook op je geest let.

Hoofdstuk 11

Cultiveer zelfliefde

Omarm onvoorwaardelijk de eigenliefde: heb vrede met jezelf.

Onvoorwaardelijke liefde omvat ook zelfliefde en zelfzorg; het houdt in dat je begrijpt dat je niet kunt geven wat je niet hebt. Het voeden van ons fysieke, emotionele en spirituele zelf bevordert een liefdevolle relatie in onszelf: het stelt ons in staat liefde te delen met de mensen om ons heen. Als we van zelfzorg een prioriteit maken, zijn we in een betere positie om onvoorwaardelijke liefde aan anderen te bieden; Dit komt omdat de enige manier om echt van iemand anders te houden, is door eerst van jezelf te houden.

Er is een bepaalde liefde die mensen verandert, die het vermogen heeft om ons persoonlijk en spiritueel te laten groeien. Als we dit soort liefde voelen, krijgen we meer dan alleen warme donsjes; het brengt diepe genezing en geluk, waardoor we diepe relaties met anderen kunnen opbouwen. Het cultiveren van onvoorwaardelijke liefde is niet eenvoudig; het vergt oefening en intentie. Maar als je het eenmaal in je leven hebt, zijn de voordelen onmetelijk: een transformerende spirituele kracht, dat is wat onvoorwaardelijke liefde werkelijk is.

Onvoorwaardelijke liefde is iets waarvoor veel obstakels moeten worden overwonnen; deze omvatten zelfreflectie, zelfcompassie , empathie, vergevingsgezindheid en kiezen voor liefde, wat er ook gebeurt. Het impliceert een verkenning van onze eigen grenzen en een opschorting van ons oordeel of onze verwachtingen, evenals onze openheid voor kwetsbaarheid. Door een voortdurende toewijding aan persoonlijke groei die ons in staat stelt compassie en empathie te ontwikkelen, creëren we ruimte voor onvoorwaardelijke liefde om in ons te bloeien. Verken je eigen geest en daag alle slechte gedachten en ideeën uit die je in je onderbewustzijn hebt.

Een kracht waarmee rekening moet worden gehouden, is de negativiteit die in onze geest resoneert en de controle over onze gedachten, overtuigingen en daden overneemt. Meestal manifesteert het zich in de vorm van twijfel, kritiek of angst. Het verstikt onze groei en weerhoudt ons ervan ons volledige potentieel te realiseren. We moeten echter begrijpen dat wij deze stem niet zijn; het vertegenwoordigt niet ons ware zelf, maar komt eerder voort uit ons verleden: de verwachtingen van de samenleving en de negatieve overtuigingen die in ons zijn ingebakken. Als we de kracht van deze stem kennen, kunnen we deze in twijfel gaan trekken, waardoor de positiviteit in de geest wordt bevorderd. Deze zogenaamde negatieve innerlijke stem kan in feite ons wezen ketenen; de essentie ervan wordt niet weerspiegeld.

Daag eventuele negatieve zelfbeoordelingen uit. We hebben de neiging extreem hard voor onszelf te zijn en koesteren gedachten die de negativiteit van het lichaamsbeeld voeden door middel van wat negatieve zelfpraat wordt genoemd. Het is belangrijk om deze gedachten uit te dagen en in plaats daarvan positieve affirmaties in te prenten. Een voorbeeld hiervan is de overgang van wat wij als tekortkomingen waarnemen naar het herkennen van onze sterke punten, prestaties en onderscheidende kwaliteiten die ons als individuen definiëren.

Eén manier om ongewenste kritiek in ons te neutraliseren is door negativiteit te vervangen door positieve zelfpraat. Wanneer we onze gedachten afleiden van wat we missen of niet kunnen doen, en ons in plaats daarvan concentreren op onze prestaties, onze sterke punten en ons onbenutte potentieel, verhongeren we feitelijk onze twijfels en voeden we onze moed. Een voorbeeld hiervan is dat wanneer iemand zegt: "Ik ben niet goed genoeg", zij dit veranderen in "Ik kan alles aan wat op mijn pad komt, omdat ik voortdurend groei en ontwikkel." » Het vervangen van positieve affirmaties door negatieve gedachten zou een bewuste inspanning van onze kant moeten zijn; Maar door dit te doen, zullen we geleidelijk de manier veranderen waarop we onszelf als krachtiger en vol leven beschouwen.

Verleng uw eigen genade en barmhartigheid.

Door zelfcompassie te beoefenen , kunnen we een gezondere relatie met onszelf koesteren en onze emoties rustig beheersen zonder veroordeling of onderdrukking, zelfs te midden van onrust. In plaats van te proberen onze gevoelens het zwijgen op te leggen, beheren we wat ze ons vertellen; het is een effectieve aanpak om onszelf beter te begrijpen en dagelijks evenwicht te bereiken in het omgaan met onze emoties.

Zelfcompassie en zelfacceptatie zijn kwaliteiten die we kunnen cultiveren door bepaalde praktijken te overwegen, waaronder dagelijkse meditatie om onze successen en sterke punten te heroriënteren en te herkennen. Mindfulness helpt ons onze gevoelens te herkennen . Deze praktijk van het integreren van deze acties in ons dagelijks leven stelt ons in staat de essentie van wie we zijn, beetje bij beetje, met emotie en dankbaarheid te waarderen.

Zelfcompassie kan worden omschreven als een zeer krachtig instrument om mensen te helpen zichzelf te accepteren . Wanneer we onze onvolkomenheden zonder oordeel erkennen en onszelf met vriendelijkheid behandelen, kunnen we compassie voor onszelf ontwikkelen. We besluiten onszelf niet te veroordelen of de schuld te geven, maar kiezen ervoor om emotioneel voor onszelf te zorgen en te accepteren wie we zijn.

Positieve affirmaties en zelfzorg

De daad van zelfzorg moet met hetzelfde belang worden bezien als het ontwikkelen van een gevoel van eigenliefde en lichaamspositiviteit: het zijn geen afzonderlijke entiteiten, maar nauw verwante praktijken. Wanneer we een bewuste poging doen om deze praktijken in ons dagelijks leven op te nemen, openen we de weg naar zelfherkenning door te accepteren wie we zijn, inclusief ons fysieke zelf. Het proces gedijt op zorg, positiviteit en ondersteuning; laat dit trio je begeleiden op weg naar een gezondere relatie met je eigen lichaam. Deze praktijken moeten worden overgenomen als onderdeel van het dagelijks leven, maar ook als een middel waarmee iedereen zijn wezen kan waarderen op alle niveaus waar het bestaat: de geest en de ziel.

De hoeksteen van een positief lichaamsbeeld en zelfliefde is zelfzorg en zelfcompassie . Door deel te nemen aan activiteiten die bijdragen aan de fysieke en emotionele gezondheid, zoals lichaamsbeweging, meditatie of creatief werk, kunt u de verbinding tussen lichaam en geest bevorderen, wat individuen enorm kan helpen. Bovendien is het essentieel om compassie te tonen door vriendelijk, begripvol en geduldig met jezelf te zijn. Weet dat het pad naar zelfliefde een voortdurende reis is. Gun jezelf genade, vooral in moeilijke tijden.

Het ontwikkelen van een positieve mindset is cruciaal voor het behouden van een goede geestelijke gezondheid. Hierdoor kunnen we bereiken wat anderen zelfliefde en zelfcompassie noemen , wat inhoudt dat we de waarde van positiviteit, affirmaties, maar ook visualisatie, dankbaarheid en mindfulness moeten begrijpen: onszelf ook omringen met positiviteit. Dergelijke eenvoudige praktijken kunnen ons vooruit helpen op het pad naar een evenwichtig, kwaliteitsvol en vervuld leven. Houd altijd in gedachten dat uw geest een krachtige kracht is, erken uw vermogen om deze te beheersen, doe bewuste inspanningen om hem te richten op een reis naar een toekomst vol helderheid en dynamiek!

Zorg ervoor dat je elke dag dankbaarheid en mindfulness koestert.

Koester dankbaarheid dag na dag: een krachtige methode om meer vreugde en voldoening in je leven te brengen. Je kunt deze geest ontwikkelen door een dankbaarheidsdagboek bij te houden, mindfulness te beoefenen, waardering te tonen aan anderen door vrijwilligerswerk te doen of te doneren, het goede te vinden, zelfs in moeilijke tijden, of een perspectief aan te nemen dat het goede ziet in alles en iedereen om je heen. Neem vandaag de tijd om na te denken over de zegeningen in uw leven en 'dank u wel' te zeggen tegen degenen die deel hebben uitgemaakt van uw reis; het zal u alleen maar rijker maken.

Het dagelijks koesteren van dankbaarheid kan ons leven veranderen en meer vreugde en geluk brengen dan we ons ooit hadden kunnen voorstellen. Dankbaarheid kan, wanneer het met aandacht wordt beoefend, een dankbaarheidsdagboek bijhouden en dit zelfs in moeilijke tijden aan anderen uiten met een houding van overvloed, ons leiden op het pad van het ontwikkelen van deze gewoonte die niet alleen ons eigen leven zal verrijken, maar ook dat van de mensen om ons heen. ons.

Door deze stappen als onderdeel van je routine toe te passen, kun je dankbaarheid ontwikkelen; een dergelijke gemoedstoestand die tot dankbaarheid en overvloed leidt, moet worden aangemoedigd. Dankbaarheid is een spier, die wordt alleen maar sterker door oefening, dus als je er een gewoonte van wilt maken om regelmatig aan deze oefeningen deel te nemen en dan te merken hoe je gevoel van dankbaarheid zich verdiept.

Een belangrijk aspect om te overwegen is jezelf omringen met positieve invloeden. Dit is essentieel voor het bevorderen van zelfliefde. Zoek verbindingen met rolmodellen die soortgelijke ervaringen hebben gehad, maar hun lichaam zijn gaan omarmen. Onlineplatforms en sociale media kunnen geweldige hulpmiddelen zijn voor het vinden van ondersteunende gemeenschappen en rolmodellen. Onthoud: positiviteit brengt positiviteit voort!

Integreer jezelf in een ecosysteem van positieve stimuli. De impact van positiviteit en steun van de mensen om je heen kan niet genoeg worden benadrukt als het gaat om het vormgeven van je mentale toestand. Zoek naar mentoren, collega's of vrienden die fungeren als katalysator van motivatie en inspiratie tijdens uw ondernemersreis.

De omgeving is een belangrijke factor bij het definiëren van onze psychologie. Het hebben van positieve invloeden om ons heen, of het nu goede vrienden, familieleden of inspirerende media zijn, kan leiden tot een grote verbetering van ons mentale welzijn. Deel uitmaken van de dingen en mensen die geluk en motivatie in ons leven brengen, kan resulteren in een cyclische overdracht van positieve energie die voortdurend welzijn bevordert.

Fase	Beschrijving	Waarom het ertoe doet	Hoe het toe te passen
Zelfbewustzijn	Herken en accepteer uw sterke en zwakke punten.	Hiermee kun je een evenwichtige en realistische visie op jezelf ontwikkelen.	Houd een reflectiedagboek bij, maak een lijst van jouw kwaliteiten en verbeterpunten.
Oefen zelfcompassie	Wees vriendelijk en begripvol naar jezelf toe, vooral in het geval van fouten of	Vermindert zelfkritiek en verhoogt het gevoel van eigenwaarde.	Gebruik positieve affirmaties, praat tegen jezelf als een zorgzame vriend.

	mislukkingen .		
Stel gezonde grenzen	Weet hoe u nee moet zeggen en stel grenzen om uw welzijn te beschermen.	Behoudt energie en vermindert stress en uitputting.	Identificeer uw behoeften en communiceer deze duidelijk naar anderen.
Regelmatige persoonlijke verzorging	Neem de tijd voor jezelf en je fysieke, emotionele en mentale behoeften.	Bevordert het algehele welzijn en de veerkracht.	Plan zelfzorgactiviteiten zoals ontspannende baden, meditatiesessies of hobby's.
Dankbaarheid jegens jezelf	Erken en waardeer hun inspanningen en prestaties.	Versterkt het zelfvertrouwen en de eigenwaarde.	Houd een dankbaarheidsdagboek bij en noteer elke dag drie dingen die je goed hebt gedaan.
Ontwikkeling van vaardigheden	Investeer in leren en persoonlijke verbetering.	Verhoogt het zelfvertrouwen en het gevoel van voldoening.	Volg lessen, lees boeken of oefen nieuwe vaardigheden.
Meditatie en mindfulness	Beoefen meditatie om verbinding te maken met jezelf en stress te verminderen.	Verbetert de mentale helderheid en zelfacceptatie.	Integreer mindfulness-meditatiesessies in de dagelijkse routine.
Positieve zelfbespreking	Vervang negatieve gedachten door positieve affirmaties.	Verandert de zelfperceptie en versterkt het gevoel van eigenwaarde.	Maak een lijst met positieve affirmaties en herhaal ze elke dag.

Omring jezelf met positieve mensen	Kies relaties die zelfliefde ondersteunen en aanmoedigen.	Bevordert een gezonde en zorgzame omgeving.	Identificeer en breng tijd door met positieve en ondersteunende mensen.
Druk je emoties uit	Vind gezonde manieren om je emoties te uiten.	Vermijdt de opeenstapeling van wrok en bevordert het emotionele welzijn.	Schrijf in een dagboek, neem deel aan artistieke activiteiten of praat met een vertrouwde vriend.
Kleine overwinningen vieren	Erken en vier successen, zelfs de kleinste.	Verhoogt de motivatie en het zelfvertrouwen.	Maak een lijst van dagelijkse successen en beloon jezelf voor prestaties.

Hoofdstuk 12

Onderhoud en continuïteit van genezing

Integratie van praktijken in het dagelijks leven

Breng nieuwe routines tot stand: Wanneer verandering onvermijdelijk is, werk dan samen om nieuwe routines te creëren die een gevoel van normaliteit geven. Dit kan nieuwe tijden met zich meebrengen voor verschillende activiteiten, zoals naar bed gaan of samen eten.

Elke dag vindt er rond de middag een belangrijk moment plaats, wanneer het personeel dat van de ochtendploeg naar de middagploeg gaat, samenkomt. Tijdens deze overdracht is de continuïteit van de ondersteuning verzekerd. Leraren en verpleegkundigen werken samen aan deze overdracht, waarbij de leraar actief betrokken is bij de planning van de gebeurtenissen van de dag en tijdens de discussies niets aan het toeval overlaat. Elke beslissing met betrekking tot een ploegwisseling wordt zorgvuldig overwogen op basis van observaties van eerdere gebeurtenissen die tot dergelijke terugkerende veranderingen hebben geleid. Een zorgvuldige afweging van kinderpopulatiegroepen is essentieel voor het succes van eventuele veranderingen.

Voortdurende persoonlijke groei; Dit is wat we in deze module willen bereiken door ons te verdiepen in een real-life case study die licht zal werpen op de effectieve toepassing van coachingsprincipes en -methodologieën.

Tijdens mijn stage laat ik de gemeenschappelijke en legitieme behoeften van de kindertijd zien. Als niet aan deze behoeften wordt voldaan, lopen we het risico volwassen te worden met een gewond innerlijk kind en een onvolledig emotioneel rijpingsproces. Als aan onze kinderbehoeften zou worden voldaan, zouden we niet tot de volwassenen behoren die nog steeds op situaties reageren alsof het fundamenteel beschadigde kinderen zijn.

Als je in een carrièretransitie zit, wordt voorgesteld om deze specifieke opleiding te combineren met die van Professioneel Coach. Voorafgaande beheersing op het gebied van het helpen van relaties is essentieel voordat u aan deze praktijk begint.

Fase	Beschrijving	Waarom het ertoe doet	Hoe het toe te passen
Regelmatige beoefening van zelfcompassie	Blijf elkaar vriendelijk en begripvol behandelen.	Bevordert voortdurende genezing en bouwt zelfrespect op.	Gebruik positieve affirmaties, neem regelmatig de tijd om vriendelijk tegen jezelf te praten.

Meditatie en mindfulness	Onderhoud regelmatige meditatieoefeningen om verbonden te blijven met het huidige moment.	Vermindert stress en verbetert de mentale helderheid.	Integreer mindfulness-meditatie in de dagelijkse routine, gebruik meditatie-apps.
Voortdurende dialoog met het innerlijke kind	Onderhoud een open communicatie met uw innerlijke kind om hun behoeften te begrijpen.	Versterkt de innerlijke verbinding en zorgt ervoor dat aan emotionele behoeften wordt voldaan.	Schrijf regelmatig in een dagboek, doe specifieke geleide meditaties.
Therapie en professionele ondersteuning	Bezoek regelmatig een therapeut om diepe wonden te blijven onderzoeken en genezen.	Biedt voortdurende, professionele ondersteuning bij het genezingsproces.	Neem deel aan individuele of groepstherapie sessies, volg workshops persoonlijke ontwikkeling.

Creatieve expressie	Gebruik creatieve manieren om emoties te uiten en de genezing te bevorderen.	Vergemak kelijkt het verkennen en loslaten van geblokkeer de emoties.	Beoefen kunsttherapie, teken, schilder, schrijf gedichten of verhalen.
Oefening van vergeving	Blijf werken aan vergeving van jezelf en anderen.	Laat wrok los en bevordert innerlijke vrede.	Doe regelmatig vergevingsoef eningen, schrijf vergevingsbrie ven zonder ze te versturen.
Rituelen van dankbaarhei d	Onderhoud een dankbaarheids oefening om je te concentreren op de positieve aspecten van het leven.	Versterkt positieve emoties en zelfaccept atie.	Houd een dankbaarheids dagboek bij en betuig regelmatig dankbaarheid jegens anderen.
Zelfzorgacti viteiten	Zorg regelmatig voor uw fysieke, emotionele en	Behoudt evenwicht en veerkracht in het licht van de	Plan zelfzorgactivit eiten zoals ontspannende baden,

	mentale behoeften.	uitdaginge n van het leven.	yogasessies of hobby's.
Opnieuw verbinding maken met de vreugde van de kindertijd	Ga door met het verkennen en koesteren van de passies en eenvoudige geneugten van de kindertijd.	Helpt een positieve kijk te behouden en veerkracht op te bouwen.	Oefen activiteiten waar je als kind dol op was, speel en ontdek nieuwe hobby's.
Positieve sociale steun	Omring jezelf met zorgzame en begripvolle mensen die je genezing ondersteunen.	Bouwt emotionel e steun en motivatie op om het genezings proces voort te zetten.	Woon steungroepen bij, breng tijd door met vrienden en familie.
Reflectie en aanpassing	Evalueer regelmatig uw voortgang en pas indien nodig uw genezingsprakt ijken aan.	Zorgt ervoor dat u op het goede spoor blijft en relevante aanpassing en doorvoert voor	Voer een maandelijkse of driemaandelijk se evaluatie uit en pas uw genezingsstrat egieën dienovereenko mstig aan.

verdere
genezing.

30 dagen programma

Week 1: Bewustwording en eerste verkenning

Dag 1:

- **Doel:** Begrijp het concept van het innerlijke kind.
- **Actie:** Lees een artikel of boekhoofdstuk over het innerlijke kind.
- **Verwerking:** Schrijf in een dagboek wat dit voor u betekent.

Dag 2:

- **Doel:** Identificeer belangrijke jeugdherinneringen.
- **Actie:** Maak een lijst met gelukkige en moeilijke herinneringen uit je kindertijd.
- **Reflectie:** Let op de emoties die met deze herinneringen gepaard gaan.

Dag 3:

- **Doel:** Valideer je emoties.
- **Actie:** Neem 10 minuten de tijd om te mediteren over de emoties die u voelde toen u aan uw kindertijd dacht.
- **Verwerking:** Schrijf uw gevoelens op in uw dagboek.

Dag 4:

- **Doel:** Ga een dialoog aan met je innerlijke kind.

- **Actie:** Schrijf een brief aan je innerlijke kind.
- **Verwerking:** Lees de brief hardop en schrijf je gevoelens op.

Dag 5:

- **Doel:** beperkende overtuigingen herkennen.
- **Actie:** Maak een lijst met overtuigingen die je tijdens je jeugd hebt ontwikkeld.
- **Reflectie:** Identificeer de zaken die u vandaag beperken.

Dag 6:

- **Doel:** Mindfulness beoefenen.
- **Actie:** Doe een begeleide meditatie van 15 minuten, gericht op mindfulness.
- **Reflectie:** Merk op hoe je je voelt na de meditatie.

Dag 7:

- **Doel:** Rust en reflectie.
- **Actie:** Lees uw wekelijkse krant opnieuw.
- **Reflectie:** Noteer de belangrijkste lessen en gebieden voor verbetering.

Week 2: Praktische genezingstechnieken

Dag 8:

- **Doel:** je emoties uiten.
- **Actie:** Teken of schilder een scène uit je kindertijd.

- **Reflectie:** Let op de emoties die deze activiteit oproept.

Dag 9:

- **Doel:** Oefen met zelfcompassie .
- **Actie:** Schrijf een brief van vergeving aan uzelf voor fouten uit het verleden.
- **Verwerking:** Lees de brief hardop en schrijf je gevoelens op.

Dag 10:

- **Doel:** Dankbaarheid cultiveren.
- **Actie:** Schrijf drie positieve dingen uit je kindertijd op waar je dankbaar voor bent.
- **Reflectie:** Denk na over de impact van deze positieve aspecten op uw huidige leven.

Dag 11:

- **Doel:** Leer anderen te vergeven.
- **Actie:** Schrijf een brief van vergeving aan iemand die je tijdens je kindertijd pijn heeft gedaan (je hoeft deze niet te versturen).
- **Verwerking:** Schrijf je gevoelens op nadat je de brief hebt geschreven.

Dag 12:

- **Doel:** gezonde grenzen stellen.
- **Actie:** Identificeer een huidige situatie waarin u grenzen moet stellen en doe dat.

- **Reflectie:** Schrijf de resultaten en uw gevoelens op nadat u grenzen heeft gesteld.

Dag 13:

- **Doel:** Oefen met bewust ademhalen.
- **Actie:** Doe een 4-7-8 ademhalingsoefening (4 seconden inademen, 7 seconden vasthouden, 8 seconden uitademen).
- **Reflectie:** Merk de impact van deze oefening op je mentale toestand op.

Dag 14:

- **Doel:** Rust en reflectie.
- **Actie:** Lees uw wekelijkse krant opnieuw.
- **Reflectie:** Noteer de geboekte vooruitgang en de uitdagingen die we tegenkwamen.

Week 3: Nieuwe gewoonten ontwikkelen

Dag 15:

- **Doel:** Zelfcompassie versterken .
- **Actie:** Neem elke ochtend 10 minuten de tijd voor positieve affirmaties.
- **Reflectie:** Let op de impact van deze oefening op uw dag.

Dag 16:

- **Doel:** Oefen met digitale ontkoppeling.
- **Actie:** Breng een dag door zonder sociale media.
- **Reflectie:** Merk op hoe deze ontkoppeling uw geest en uw productiviteit beïnvloedt.

Dag 17:

- **Doel:** Gezonde relaties cultiveren.
- **Actie:** Plan wat quality time in met een vriend of familielid.
- **Reflectie:** Merk op hoe deze quality time uw welzijn heeft beïnvloed.

Dag 18:

- **Doel:** Creatieve vaardigheden ontwikkelen.
- **Actie:** Volg een workshop of online cursus over een creatieve activiteit (tekenen, schilderen, schrijven).
- **Reflectie:** Schrijf je gevoelens op nadat je deze activiteit hebt onderzocht.

Dag 19:

- **Doel:** Minimalisme beoefenen.
- **Actie:** Sorteer uw bezittingen en doneer wat u niet meer gebruikt.
- **Reflectie:** Merk op hoe deze daad van minimalisme je mentale toestand beïnvloedt.

Dag 20:

- **Doel:** Oefen met actief luisteren.

- **Actie:** Voer een gesprek door actief te luisteren zonder te onderbreken.

- **Reflectie:** Let op de verschillen in de kwaliteit van het gesprek en uw gevoelens.

Dag 21:

- **Doel:** Rust en reflectie.

- **Actie:** Lees uw wekelijkse krant opnieuw.

- **Reflectie:** Noteer de belangrijkste lessen en gebieden voor verbetering.

Week 4: Integratie en versterking

Dag 22:

- **Doelstelling:** Zelfreflectie versterken .

- **Actie:** Besteed 20 minuten aan zelfreflectie over uw voortgang.

- **Reflectie:** Noteer de gebieden waarop u de meeste vooruitgang heeft geboekt en de gebieden waar nog meer werk nodig is.

Dag 23:

- **Doel:** Ademhalingsoefeningen integreren.

- **Actie:** Oefen drie keer per dag met 4-7-8 ademhalen.

- **Reflectie:** Merk op hoe deze ademhalingspauzes uw stressniveau beïnvloeden.

Dag 24:

- **Doel:** Zorg voor gezonde grenzen.
- **Actie:** Evalueer de grenzen die u heeft vastgesteld opnieuw en pas deze aan.
- **Reflectie:** Merk de effecten op van aangepaste grenzen op uw relaties en welzijn.

Dag 25:

- **Doel:** Blijf vergeving beoefenen.
- **Actie:** Denk na over een andere persoon of situatie om te vergeven en schrijf een vergevingsbrief.
- **Verwerking:** Schrijf je gevoelens op na deze vergevingsoefening.

Dag 26:

- **Doel:** Oefen dagelijkse dankbaarheid.
- **Actie:** houd een dankbaarheidsdagboek bij en voeg elke dag drie nieuwe dingen toe.
- **Reflectie:** Let op de impact van deze oefening op uw humeur en perspectief.

Dag 27:

- **Doel:** Versterken van de dagelijkse meditatie.
- **Actie:** Verhoog uw meditatietijd tot 15 minuten.
- **Verwerking:** Merk op hoe deze verlengde meditatietijd je kalmte en mentale helderheid beïnvloedt.

Dag 28:

- **Doel:** Nieuwe genezingstechnieken leren.

- **Actie:** Lees een artikel of luister naar een podcast over een nieuwe techniek om het innerlijke kind te helen.

- **Reflectie:** Schrijf op hoe je deze nieuwe techniek in je leven kunt integreren.

Dag 29:

- **Doel:** Het beoordelen van de algehele voortgang.

- **Actie:** Lees uw volledige dagboek van 30 dagen opnieuw.

- **Reflectie:** Noteer de belangrijkste lessen, overwonnen uitdagingen en de meest effectieve technieken voor jou.

Dag 30:

- **Doel:** Plan voor de toekomst.

- **Actie:** Stel een plan op om de genezing van het innerlijke kind na de 30 dagen te blijven beoefenen.

- **Reflectie:** Schrijf uw langetermijndoelen op om deze genezing in uw dagelijks leven te integreren.

Conclusie

Het helen van je innerlijke kind is een diep persoonlijke en transformerende reis. Door de wonden en herinneringen uit onze kindertijd te herkennen en te omarmen, openen we de deur naar een meer vervuld, evenwichtig en vreugdevol leven. Gedurende dit proces leren we vriendelijker voor onszelf te zijn, gezonde grenzen te stellen en zelfzorgpraktijken op te nemen die ons mentale en emotionele welzijn voeden.

Deze reis is niet altijd gemakkelijk, maar wel essentieel voor onze persoonlijke groei en innerlijke rust. Door de tijd te nemen om te mediteren, zelfcompassie te oefenen , te vergeven en onze emoties te uiten, kunnen we de emotionele blokkades loslaten die ons tegenhouden. Elke kleine overwinning op dit pad is een stap naar een vrijere en authentiekere versie van onszelf.

Het is belangrijk om te onthouden dat het genezen van het innerlijke kind een voortdurend proces is. Het is geen doel dat je voor eens en voor altijd moet bereiken, maar eerder een dagelijkse praktijk van zelfzorg en liefde. Door de technieken en gedachten uit dit boek te integreren, kun je je innerlijke kind blijven koesteren en je emotionele veerkracht opbouwen.

Moge dit boek een bron van inspiratie en ondersteuning zijn op uw pad naar genezing. Door ervoor te kiezen je innerlijke kind te genezen, maak je een daad van moed en liefde voor jezelf. Je verdient het om een leven vol vreugde, vrede en sereniteit te leiden. Blijf voorwaarts gaan met vriendelijkheid, geduld en vastberadenheid. Jouw reis naar persoonlijke groei is nog maar net begonnen.

Met al mijn vriendelijkheid en vriendschap

Wat vond je ervan?

Het helpt ons enorm als u uw recensie over het boek op Amazon achterlaat, ook al is deze kort.

Dus ook al zijn het maar een paar woorden, ik zou het zeer op prijs stellen als u mij uw gevoelens in een reactie achterlaat.

Scan hiervoor de onderstaande QR-code of log in op uw Amazon-account, klik op Bestellingen, zoek dit boek en klik ten slotte op de knop Schrijf een recensie.

Bedankt

Ik wil graag mijn dank uitspreken aan de mensen die dit boek mogelijk hebben gemaakt.

Ik bedank ook mijn vrienden die een belangrijke inspiratiebron zijn geweest met betrekking tot de problemen die ik dagelijks tegenkom. Het delen van onze ervaringen was vanuit persoonlijk oogpunt zeer verrijkend.

Bedankt aan de lezers, in de hoop dat dit boek je de sleutels kan geven om je innerlijke kind te genezen.

Copyright